Sell/König
Ultraschallstandardebenen:
Stütz- und Bewegungsorgane

Ultraschallstandardebenen: Stütz- und Bewegungsorgane

Stefan Sell
Stefan König

Geleitwort von Wolfgang Küsswetter
91 Abbildungen

1992
Georg Thieme Verlag Stuttgart · New York

Dr. Stefan Sell
Oberarzt
Orthopädische Universitätsklinik
Hoppe-Seyler-Straße 3
7400 Tübingen

Dr. med. Stefan König
Assistenzarzt
Orthopädische Universitätsklinik
Hoppe-Seyler-Straße 3
7400 Tübingen

Die Deutsche Bibliothek – CIP-Einheitsaufnahme

Sell, Stefan:
Ultraschallstandardebenen: Stütz- und Bewegungsorgane / Stefan Sell ; Stefan König.
Geleitw. von W. Küsswetter. – Stuttgart ; New York : Thieme, 1992
NE: König, Stefan:

Wichtiger Hinweis:

Wie jede Wissenschaft ist die Medizin ständigen Entwicklungen unterworfen. Forschung und klinische Erfahrung erweitern unsere Erkenntnisse, insbesondere was Behandlung und medikamentöse Therapie anbelangt. Soweit in diesem Werk eine Dosierung oder eine Applikation erwähnt wird, darf der Leser zwar darauf vertrauen, daß Autoren, Herausgeber und Verlag große Sorgfalt darauf verwandt haben, daß diese Angabe dem Wissensstand bei Fertigstellung des Werkes entspricht.

Für Angaben über Dosierungsanweisungen und Applikationsformen kann vom Verlag jedoch keine Gewähr übernommen werden. Jeder Benutzer ist angehalten, durch sorgfältige Prüfung der Beipackzettel der verwendeten Präparate und gegebenenfalls nach Konsultation eines Spezialisten festzustellen, ob die dort gegebene Empfehlung für Dosierungen oder die Beachtung von Kontraindikationen gegenüber der Angabe in diesem Buch abweicht. Eine solche Prüfung ist besonders wichtig bei selten verwendeten Präparaten oder solchen, die neu auf den Markt gebracht worden sind. Jede Dosierung oder Applikation erfolgt auf eigene Gefahr des Benutzers. Autoren und Verlag appellieren an jeden Benutzer, ihm etwa auffallende Ungenauigkeiten dem Verlag mitzuteilen.

Printed in Germany
Satz: Druckhaus Götz GmbH, D-7140 Ludwigsburg (Linotype System 5 [202])
Druck: Grammlich, 7401 Pliezhausen

ISBN 3-13-792101-5 1 2 3 4 5 6

Geleitwort

Unter den nichtinvasiven, bildgebenden Diagnostikverfahren hat die Sonographie während der letzten Jahre eine weite Verbreitung erfahren. Durch eine intensive technische Weiterentwicklung haben die Geräte der jüngsten Generation einen so hohen Standard an Bildauflösung und Kontrast erreicht, daß sie bei zahlreichen diagnostischen Fragestellungen am Stütz- und Bewegungsapparat inzwischen anderen bildgebenden Untersuchungsverfahren überlegen sind. Seit Graf die Ultraschalluntersuchung frühkindlicher Hüftgelenke standardisierte und damit die konservative Präventivbehandlung der Hüftdysplasie ermöglichte, hat dieses schicksalsprägende Krankheitsbild seinen Schrecken weitgehend verloren. Auch an anderen großen Gelenken (Schulter, Ellenbogen, Kniegelenk) hat sich das diagnostische Spektrum durch die Sonographie entscheidend erweitert, die dadurch eine hohe, praktisch-klinische Bedeutung besitzt.

Voraussetzung für die erfolgreiche Anwendung dieses bildgebenden Verfahrens ist seine sichere Handhabung: exakte Untersuchungstechnik und genaue Kenntnis der topographischen Anatomie der Schnittebenen.

Der vorliegende Bildatlas soll eine Hilfestellung zum Erlernen der Standardschnittbildtechnik geben und das anatomisch-topographische Vorstellungsvermögen schulen. Den Autoren ist es in didaktisch hervorragender Weise gelungen, durch die Paralleldarstellung des klinischen Bildes, des NMR-Befundes, des Sonographiebefundes, ergänzt durch einprägsame Schemazeichnungen die Einstellung der Standardschnittführungen am Stütz- und Bewegungsapparat darzustellen. Durch die Vergleichbarkeit der Befunde und der Betonung des anatomischen Substrates wird dem Leser die „Schnittbildanatomie" nahegebracht. Ihre Kenntnis ist die Basis für den erfolgreichen Einsatz dieses wertvollen Diagnostikverfahrens.

Tübingen, im Sommer 1992 — Wolfgang Küsswetter

Inhaltsverzeichnis

Einleitung

Zum großen Erfolg und der weiten Verbreitung der Hüftsonographie des Säuglings hat vor allem die Standardisierung der Sonographie durch R. Graf beigetragen.

Die Sonographie der Stütz- und Bewegungsorgane hat in den letzten Jahren stark an Bedeutung gewonnen. Auch hier hat die Standardisierung der Methode – sowohl der Untersuchungsebenen als auch der Dokumentation – wesentlich zum Erfolg beigetragen.

Unser Ziel war es nicht, der Fülle der Sonopathologiebücher der Stütz- und Bewegungsorgane ein weiteres hinzuzufügen. Dieser Bildatlas ist aus der Erfahrung vieler Sonographiekurse entstanden. Er ist als Begleiter beim Erlernen der Sonoanatomie konzipiert. Die Darstellung physikalischer Grundlagen der Sonopathologie soll den einschlägigen Lehrbüchern vorbehalten bleiben.

Einige technische Voraussetzungen sollen trotzdem aufgezeigt werden. Wir haben in der Regel mit einem 5MHz-Schallkopf und einer Wasservorlaufstrecke gearbeitet. Bei der Untersuchung des Hüftgelenks sowie des Kniegelenks dorsal haben wir auf die Wasservorlaufstrecke verzichtet.

Untersuchungstechnik

	Schallkopf 5 MHz	Schallkopf 7,5 MHz	Wasservorlaufstrecke
Schulter	+	+	+
Ellenbogen	+	+	+
Hüfte	+	–	–
Knie	+	+	+/–
Achillessehne	+/–	+	+

Die Möglichkeiten eines Bildatlasses bleiben auf die Darstellung statischer Bilder beschränkt. Die dynamische Untersuchung, einer der wesentlichen Faktoren der Analyse sonographischer Untersuchungsbefunde, bleibt so unberücksichtigt.

Wir wollen dem Ultraschallneuling eine Stütze und Orientierungshilfe insbesondere in der Phase der ersten eigenen Erfahrungen nach den Sonographiekursen geben, aber auch für die spätere eigene Ultraschalldiagnostik. Bewußt haben wir den 4teiligen Seitenaufbau gewählt. Die gleichzeitige Darstellung von benutzter Schnittebene, entsprechendem schwarzweißem kernspintomographischem Schnitt, Sonogramm und zugehöriger Schemazeichnung sollen das „Eindenken" in die Standardebenen erleichtern. Deshalb wurde der begleitende Text auf ein Minimum begrenzt, um nicht unnötig von der visuellen Information der bildgebenden Verfahren abzulenken.

Wie bei der Sonographie des kindlichen Hüftgelenks hat sich auch bei der Ultraschalluntersuchung der Stütz- und Bewegungsorgane die Dokumentation von hellen Strukturen auf dunklem Hintergrund durchgesetzt.

Um eine Standardisierung der Ultraschalldokumentation zu erreichen, wurden einheitlich – wie heute allgemein üblich – die proximalen, medialen und ulnaren Strukturen am linken Bildrand des Ultraschallbildes abgebildet.

Dokumentation

Linke Bildseite	rechte Bildseite
– Proximal	– distal
– Medial	– lateral
– Ulnar	– radial

In gleicher Weise hat es sich als sinnvoll erwiesen, bei der Bildanalyse eine standardisierte Reihenfolge einzuhalten, um keine pathologischen Veränderungen zu übersehen.

Beschreibung der sonographischen Strukturen

1. Knochen
2. Gelenke
3. Muskeln, Sehnen
4. Periartikuläre Strukturen

Auch bei der Beschreibung pathologischer Veränderungen erscheint eine systematische Befunddokumentation nützlich.

Befundbeschreibung

1. Veränderungen der Form
2. Echogenitätsveränderungen
3. Veränderungen bei der dynamischen Untersuchung

Für die großen Gelenke haben sich zur sonographischen Untersuchung des Gelenks Standarduntersuchungsebenen durchgesetzt. Diese ermöglichen es auch für unterschiedliche Untersucher reproduzierbare sonographische Befunde darzustellen. Das Auffinden der Standardschnittebenen orientiert sich an knöchernen Orientierungspunkten – auf die wir bei den einzelnen Schnittebenen gesondert hinweisen. Beim Erlernen der Technik empfiehlt es sich, zunächst palpatorisch sich über die anatomische Lage dieser Orientierungspunkte am Patienten zu informieren, um so die gewünschte Schnittebene rascher einstellen zu können. Diese knöchernen Leitstrukturen erleichtern das Auffinden der umgebenden Weichteilstrukturen und ermöglichen das Erkennen der Schnittebene am statischen Bild auch ohne weitere Information. Eine Beschriftung der untersuchten Strukturen wird also in der Regel – bis auf die Seitenbezeichnung – nur noch dann erforderlich, wenn der Einzelfall ein Abweichen von der Standardebene erfordert.

Während für viele Gelenke bereits eine Standardisierung gelungen ist, bleibt dies bei einigen wenigen Gelenken noch abzuwarten (Hand, Fuß etc.).

Standarduntersuchungsebenen

1. Schulter (6 Ebenen)
2. Knie (8 Ebenen)
3. Hüfte (2 Ebenen)
4. Ellenbogen (5 Ebenen)
5. Achillessehne (2 Ebenen)

Da dieses Buch als eine Hilfe zum Erlernen der sonographischen Standarduntersuchungsebenen gedacht ist, haben wir uns auf die Darstellung der bereits „etablierten" Gelenke und Untersuchungsebenen beschränkt.

Bewußt wurden Ebenen zur Untersuchung der Meniski, der Kreuzbänder und dynamischen Funktionsuntersuchung anderer Bandstrukturen noch nicht mit aufgenommen, da hier die weitere Entwicklung abgewartet werden sollte.

Schulter

Untersuchungstechnik

Die Untersuchung ist sowohl mit einem 5MHz- als auch einem 7,5MHz-Schallkopf möglich. Die bessere Auflösung kann mit dem 7,5MHz-Schallkopf erzielt werden. Empfehlenswert ist die Verwendung einer Wasservorlaufstrecke, einerseits um eine bessere Ankoppelung an die zu untersuchenden Strukturen zu erhalten, andererseits um die interessierenden Strukturen im Fokusbereich des jeweiligen Schallkopfes zu untersuchen. Bei Geräten der neuesten Generation kann zum Teil auch der Fokusbereich gerätetechnisch eingestellt werden. Nur bei adipösen Patienten kann auf die Verwendung einer Vorlaufstrecke verzichtet werden.

Untersuchungsgang

Der Patient sitzt bei der Untersuchung des rechten Armes mit der rechten Gesäßhälfte ca. ⅓ über dem Stuhlaußenrand, so daß die zu untersuchende Schulter völlig frei bewegt werden kann. Der Untersucher nimmt seitlich hinter seinem Patienten Platz. Die Führung des Schallkopfes zur Einstellung der Standardebene geschieht mit 2 Händen; die Feineinstellung der Schnittebene ist mit 2 Händen besser kontrollierbar. Zur dynamischen Untersuchung der rechten Schulter wird nach der exakten Einstellung der Standardebene der Schallkopf nur noch mit der linken Hand geführt bzw. spiegelverkehrt bei der linken Schulter. Die Hand umgreift den Schallkopf flächig von oben. Wichtig ist es, möglichst große Anteile des schallkopfführenden Unterarms auf die paravertebrale Muskulatur und die Schulterregion des Patienten zu plazieren. So kann eine stabile Einstellung der Standardebene erreicht werden, die auch bei der dynamischen Untersuchung erhalten bleibt. Der rechte Arm des Untersuchers führt den rechten Patientenarm.

Durch die Rotation des Humeruskopfes im Schultergelenk können die unterschiedlichen Muskeln und Sehnen unter das jeweilige sonographische Fenster gedreht werden. Zur Beurteilung des dynamischen Gleitverhaltens der untersuchten Strukturen sind nur sehr geringe Rotationsbewegungen des Patientenarmes notwendig. Der untersuchte Anteil der Rotatorenmanschette hängt von der jeweiligen Rotationsstellung des Armes ab. So stellen sich im koraakromialen Fenster bei Innenrotation vor allem der M. supraspinatus und Teile des M. infraspinatus dar; bei Außenrotation vor allem der M. subscapularis.

Standarduntersuchungsebenen

- Ventraler Horizontalschnitt
- Korakoakromialer Schnitt
- Bizepssehnenlängsschnitt
- Lateraler Vertikalschnitt
- Dorsaler Horizontalschnitt
- Dorsaler Vertikalschnitt

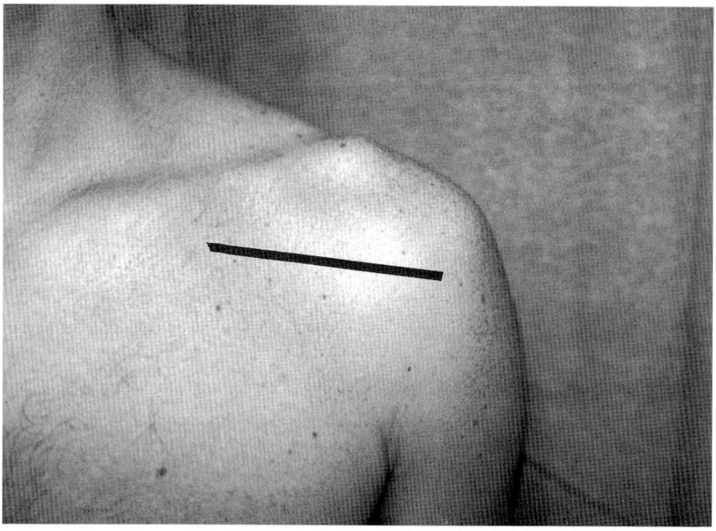

Die Schnittführung verläuft vom Processus coracoideus ventral horizontal zum Humeruskopf. Der Untersucher sitzt seitlich hinter dem Patienten, der Schallkopf wird komplett mit der ganzen Hand umfaßt und horizontal aufgesetzt, medial ausgehend vom Processus coracoideus.

Knöcherne Orientierungspunkte:

Processus coracoideus – Sulcus bicipitalis.

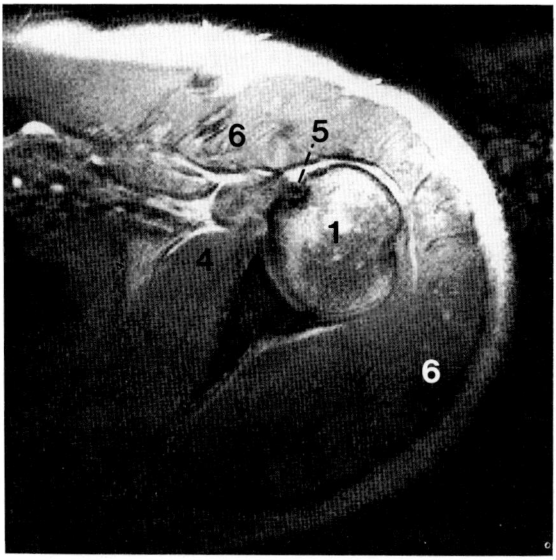

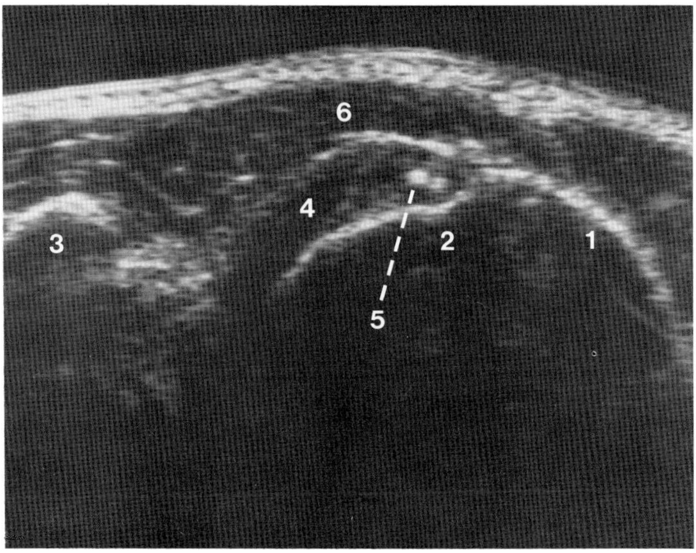

1 Humeruskopf
2 Sulcus bicipitalis
3 Korakoid
4 M. subscapularis
5 Bizepssehne
6. M. deltoideus

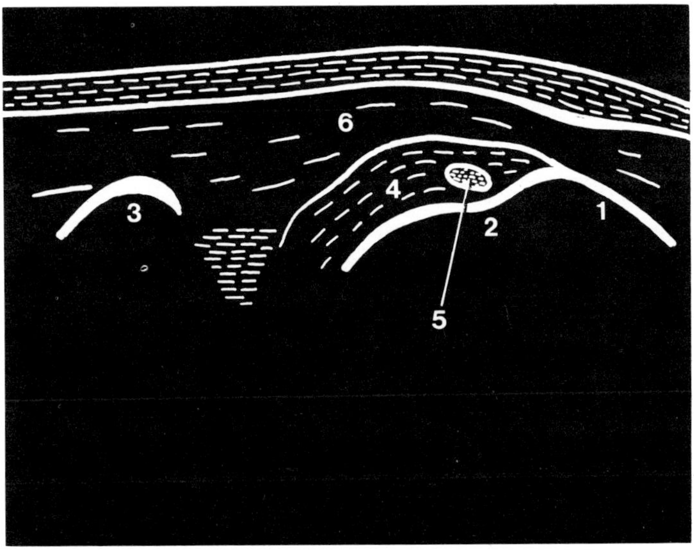

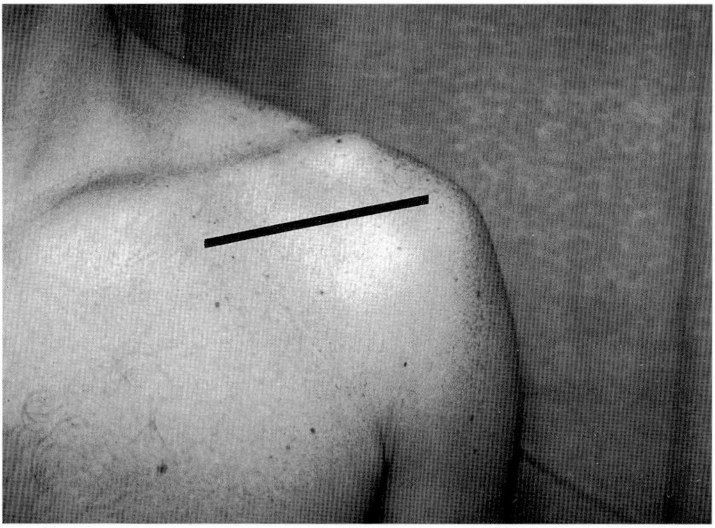

Die Schnittführung verläuft parallel zum Lig. coracoacromiale ca. 1 cm kaudal des Verlaufes des Bandes (Schallkopfposition von kaudal – medial nach kranial – lateral leicht ansteigend). Der Schallkopf ist im Gegensatz zum ventralen Horizontalschnitt gegenüber der Horizontalebene leicht nach kranial gekippt, um die Rotatorenmanschette besser einsehen zu können. Der Standardschnitt sollte – wenn möglich – auch bei maximaler Außenrotation und maximaler Innenrotation (Schürzengriff) beurteilt werden, um möglichst große Anteile der Rotatorenmanschette einsehen zu können. Es stellt sich das sog. „Wagenradphänomen" dar. Das Wagenrad wird gebildet von Felge (Humeruskopf) und Reifen (Rotatorenmanschette).

Knöcherne Orientierungspunkte:

Processus coracoideus – Akromion (im Sonogramm nicht abgebildet) – Humeruskopf.

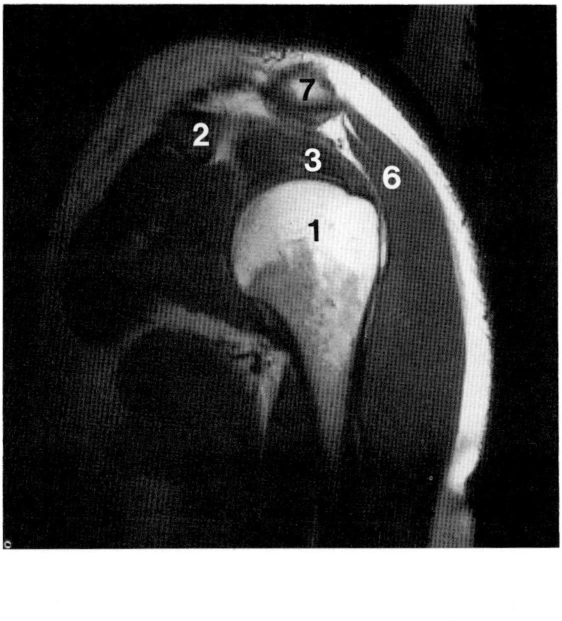

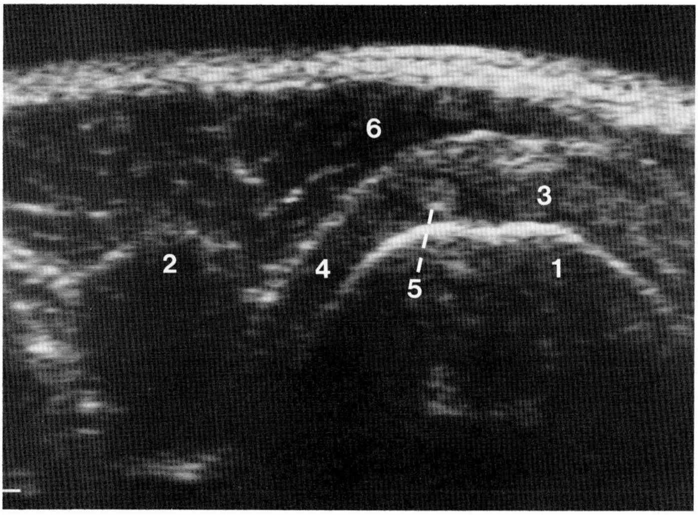

1 Humeruskopf
2 Korakoid
3 M. supraspinatus
4 M. subscapularis
5 Bizepssehne
6 M. deltoideus
7 Akromion

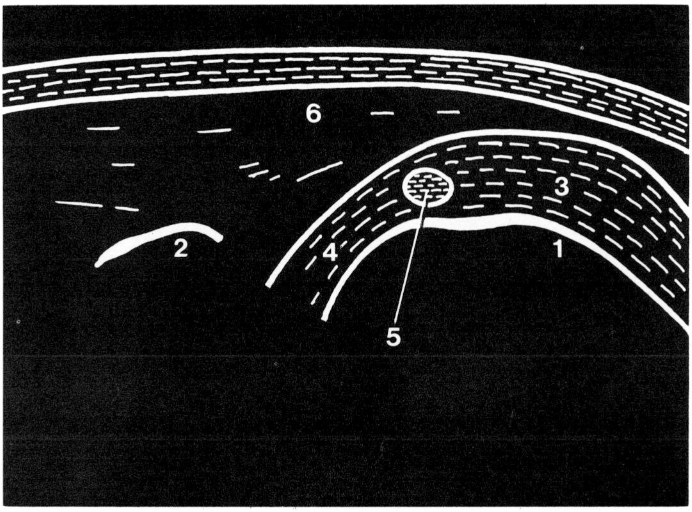

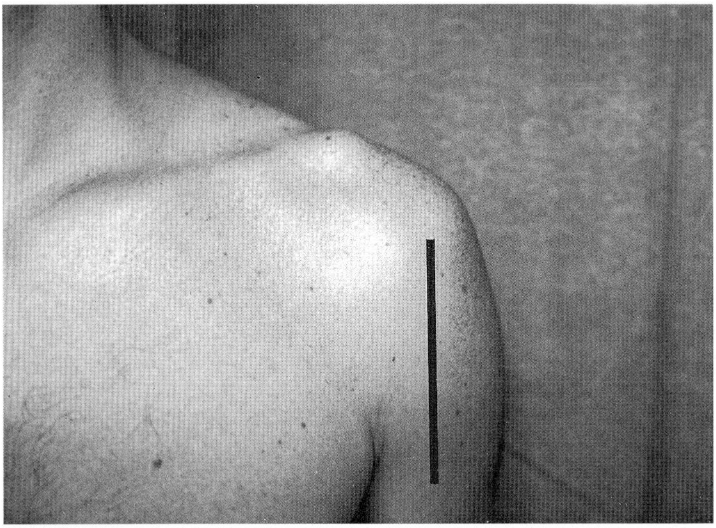

Die ventrale Schnittführung liegt parallel zur Humerusschaftachse, ausgehend vom Sulcus bicipitalis über dem Verlauf der Bizepssehne. Zur Einstellung wird zunächst im ventralen Horizontalschnitt durch Rotation des Armes der Sulcus bicipitalis in die Bildmitte positioniert, und dann der Schallkopf um 90° über dem Sulcus bicipitalis gedreht. Durch leichten Druck auf das distale Ende des Schallkopfes, und damit Kippung des Schallkopfes, kann die Bizepssehne sowie der Humeruskopf in ihrem distalen Verlauf besser dargestellt werden.

Knöcherne Orientierungspunkte:

Sulcus bicipitalis – Humerusschaft.

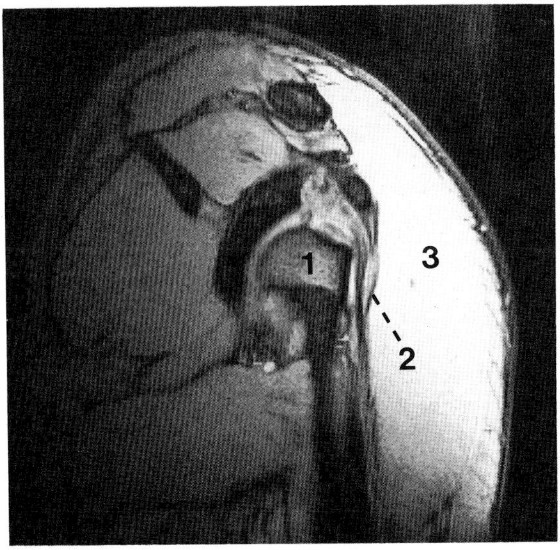

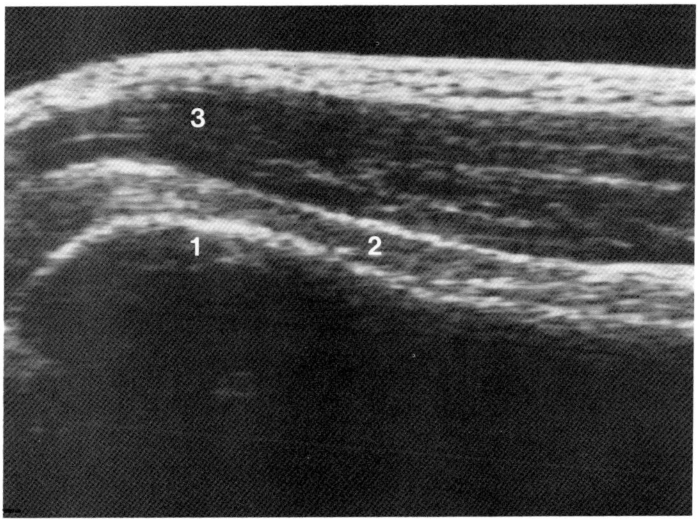

1 Humeruskopf
2 Bizepssehne
3 M. deltoideus

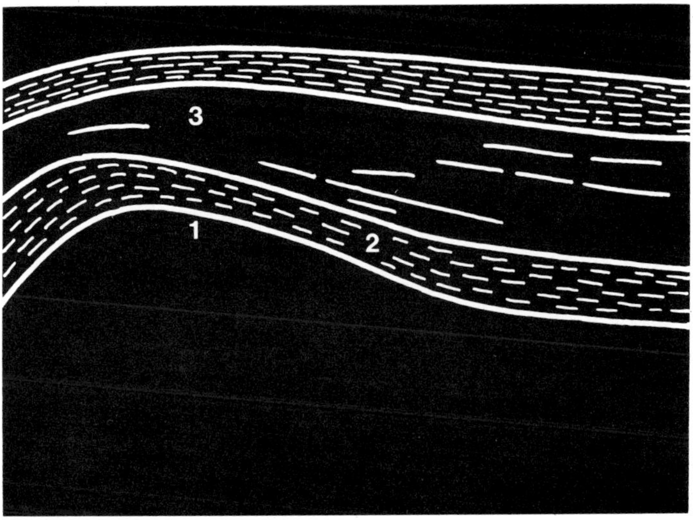

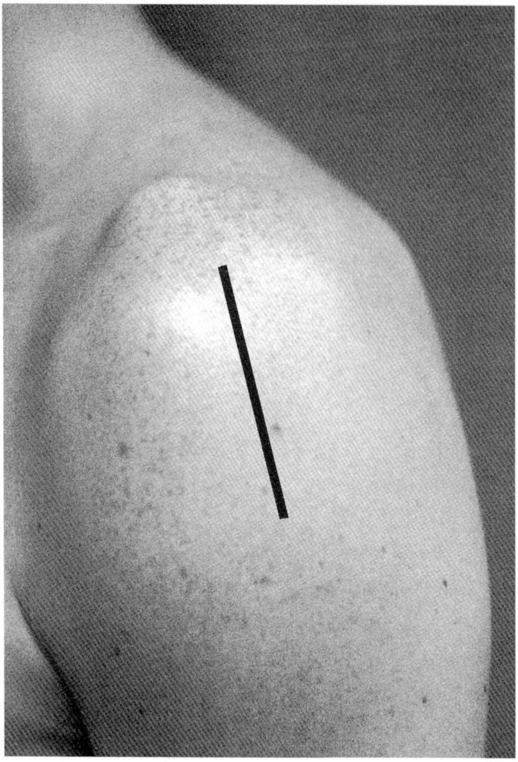

Die laterale Schnittführung geht vom Akromion aus, folgt vertikal dem Verlauf des M. supraspinatus. Die Untersuchungsebene ist gut an der typischen vogelschnabelartigen Form des M. supraspinatus zu erkennen.

Knöcherne Orientierungspunkte:

Akromion – Humerus.

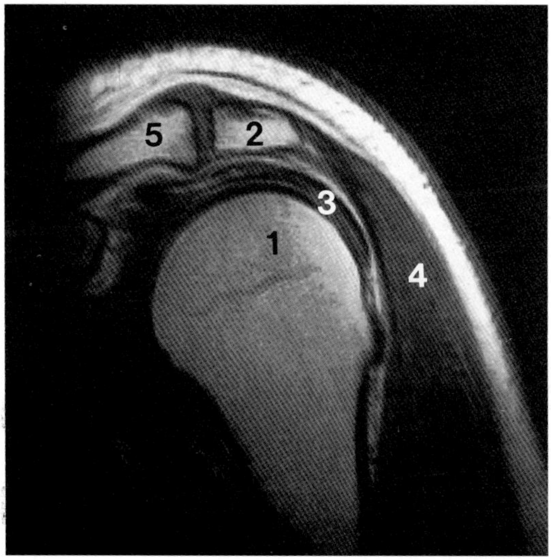

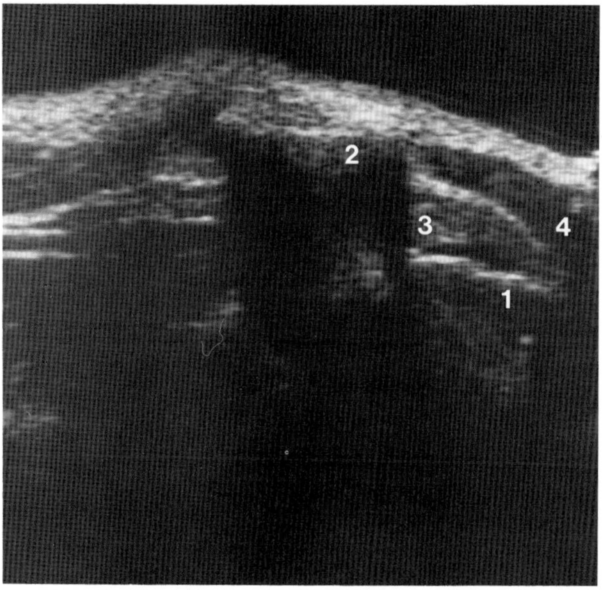

1 Humeruskopf
2 Akromion
3 M. supraspinatus
4 M. deltoideus
5 Klavikula

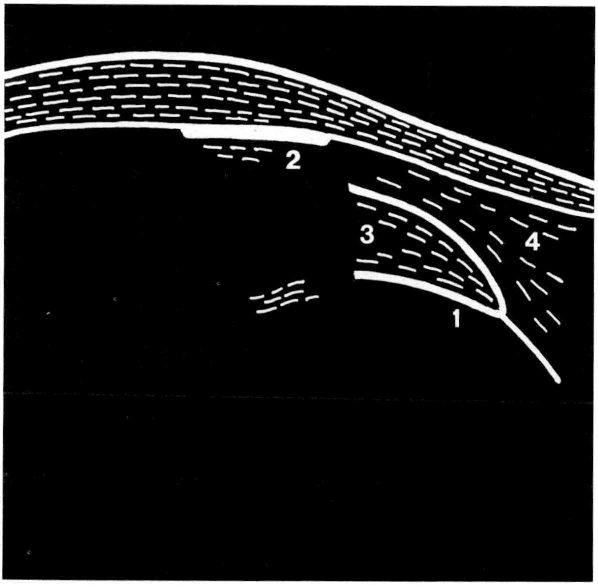

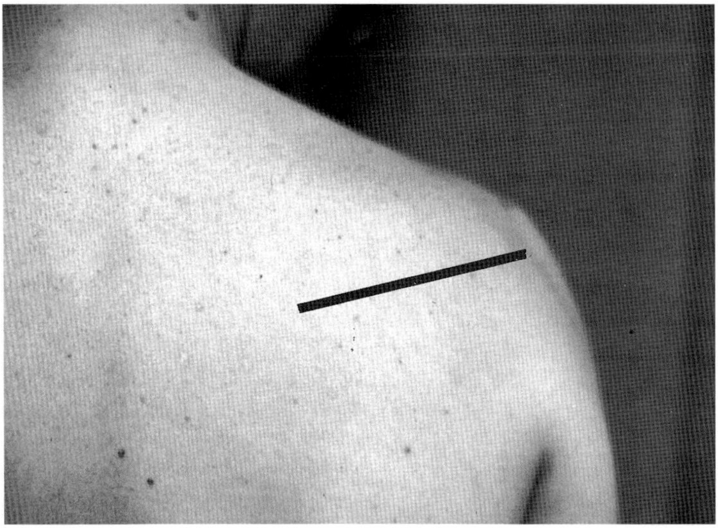

Die dorsale Schnittführung liegt kaudal und parallel im Verlauf der Spina scapulae in Faserrichtung des M. infraspinatus. Die Schnittführung steigt nach lateral leicht an. In der dynamischen Untersuchung kann der M. infraspinatus gut beurteilt werden.

Knöcherne Orientierungspunkte:

Skapula – Humeruskopf.

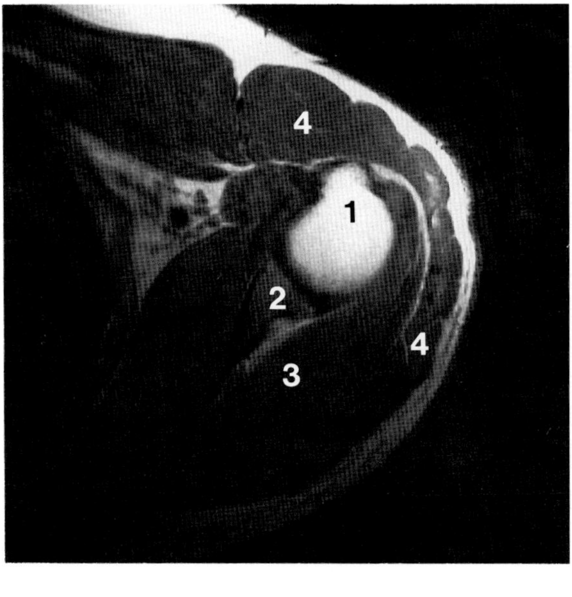

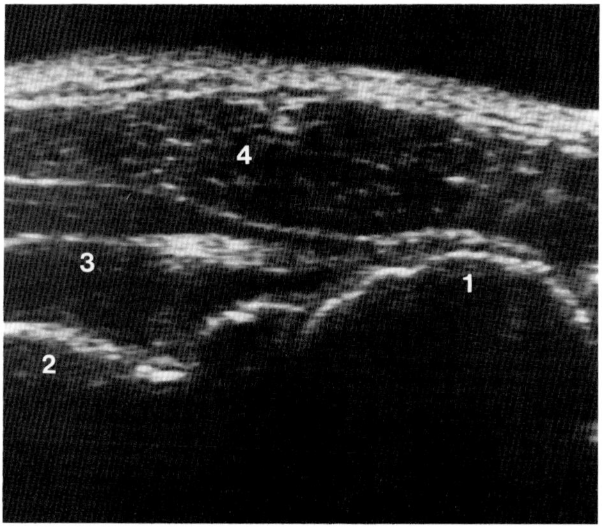

1 Humeruskopf
2 Skapula
3 M. infraspinatus
4 M. deltoideus

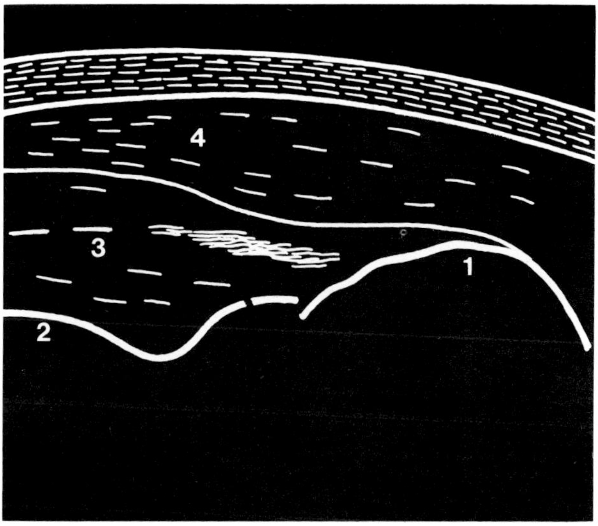

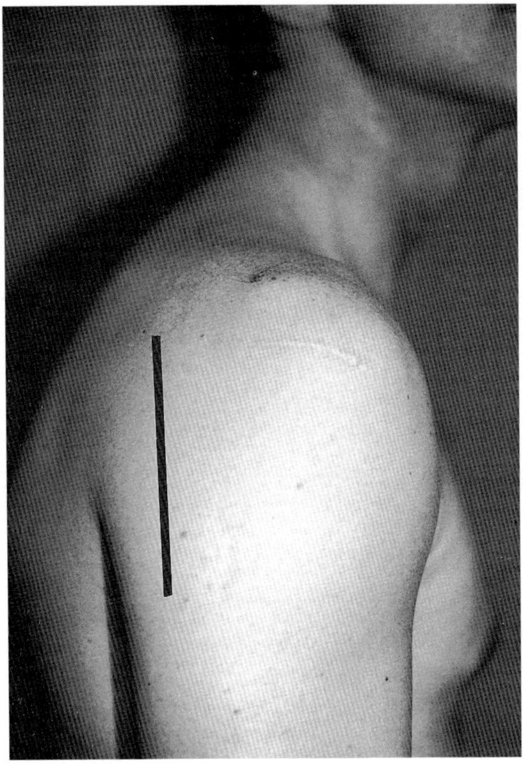

Die dorsale Schnittführung, ausgehend vom Akromion, verläuft parallel zur Humerusschaftachse und senkrecht zum Faserverlauf von M. supraspinatus, M. infraspinatus und M. teres minor. Zur Einstellung der Schnittebene wird der Schallkopf zunächst bewußt zu weit medial positioniert, und gleitet dann vertikal parallel nach lateral bis zum Erreichen der Schnittebene.

Knöcherne Orientierungspunkte:

Humeruskopf – Humerusschaft

Schnittebenen, in denen sich pathologische Veränderungen der aufgezeigten Strukturen besonders gut darstellen:

M. supraspinatus	Korakoakromialer Schnitt, lateraler Vertikalschnitt,
M. subscapularis	Korakoakromialer Schnitt, ventraler Horizontalschnitt,
M. infraspinatus	dorsaler Horizontal- und Vertikalschnitt,
Bizepssehne	ventraler Horizontalschnitt, Bizepssehnenlängsschnitt,
Usuren	dorsal: dorsaler Horizontal- und Vertikalschnitt,
Synovitis/Bursen	je nach Lokalisation und Ausprägung in den einzelnen Schnittebenen beurteilbar,
Luxation/Instabilität der Schulter	nach dorsal/ventral: dorsaler Horizontalschnitt, nach kaudal: lateraler Vertikalschnitt.

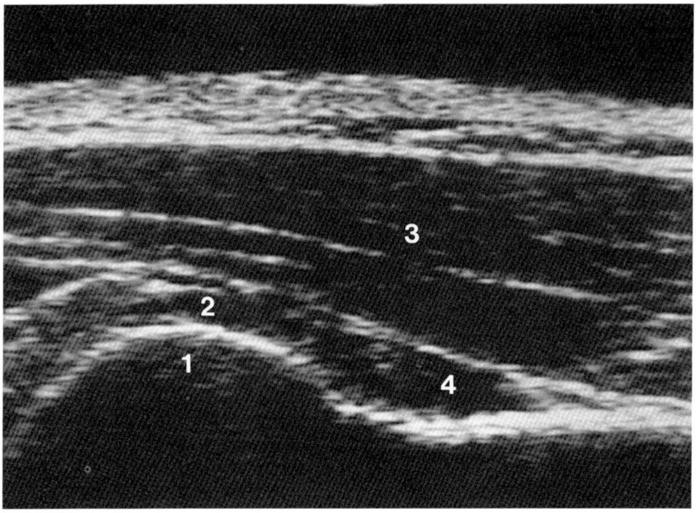

1 Humeruskopf
2 M. infraspinatus
3 M. deltoideus
4 M. teres minor

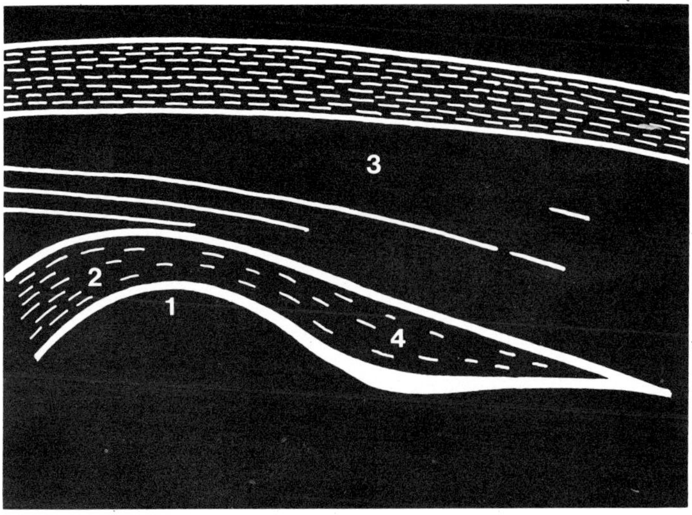

Ellenbogen

Untersuchungstechnik

Die Untersuchung kann wahlweise mit einem 5MHz- bzw. einem 7,5MHz-Schallkopf durchgeführt werden. Wir empfehlen die Untersuchung mit einer Wasservorlaufstrecke.

Untersuchungsgang

Der Patient sitz, der Arm wird vor bzw. seitlich von dem Patienten auf einer Stuhllehne bzw. einem Untersuchungstisch gelagert. Durch Unterlegen eines Kissens unter den Ellenbogen kann die gestreckte Position des Ellenbogens vom Patienten bequemer eingenommen werden. Alternativ kann die Untersuchung in Rückenlage des Patienten und bei gestrecktem Ellenbogen durchgeführt werden. Eine Einstellung der ventralen Schnittebenen erfolgt bei gestrecktem, die der dorsalen bei gebeugtem Ellenbogen (ca. 90°). Zur Durchführung der dorsalen Schnittebenen stützt sich der Patient mit der Hand auf dem gleichseitigen Knie/Oberschenkel ab und hält so den gebeugten Ellenbogen dem Untersucher entgegen. Ist dies aufgrund einer Erkrankung der gleichseitigen Schulter nicht möglich (z. B. Patienten mit chronisch entzündlichen Erkrankungen), so wird die Untersuchung der dorsalen Kompartimente im Liegen durchgeführt, in Rückenlage wird der Arm – im Ellenbogen 90° gebeugt – auf dem Bauch abgelegt.

Der Schallkopf gleitet dynamisch ohne abzusetzen von einer Schnittebene zur nächsten, dadurch wird ein flächendeckender Überblick über die Gelenkanteile vermittelt.

Standarduntersuchungsebenen

- Ventraler radialer Längsschnitt
- Ventraler ulnarer Längsschnitt
- Ventraler Horizontalschnitt
- Dorsaler Längsschnitt
- Dorsaler Querschnitt

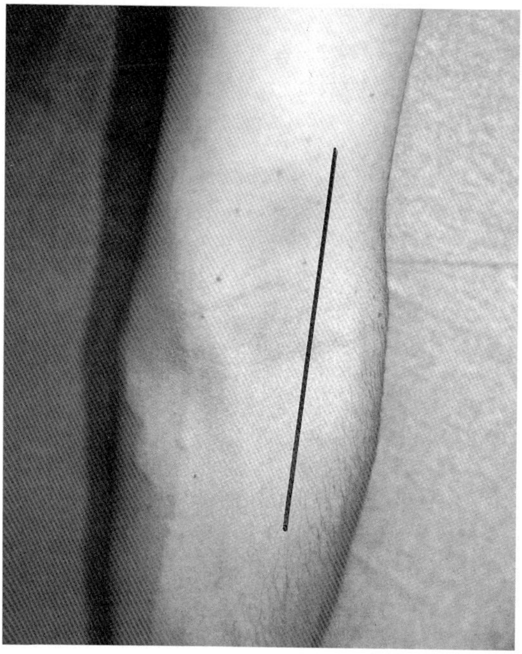

Alle ventralen Schnittführungen werden bei gestrecktem Ellenbogen durchgeführt. Der ventrale radiale Längsschnitt liegt parallel zur Humerusschaft- und Radiusschaftachse.

Knöcherne Orientierungspunkte:

Humerusschaft – Fossa radialis – Capitulum humeri – Radiusköpfchen (die typische Form des Radiusköpfchens ist immer leicht erkennbar) – Radiusschaft.

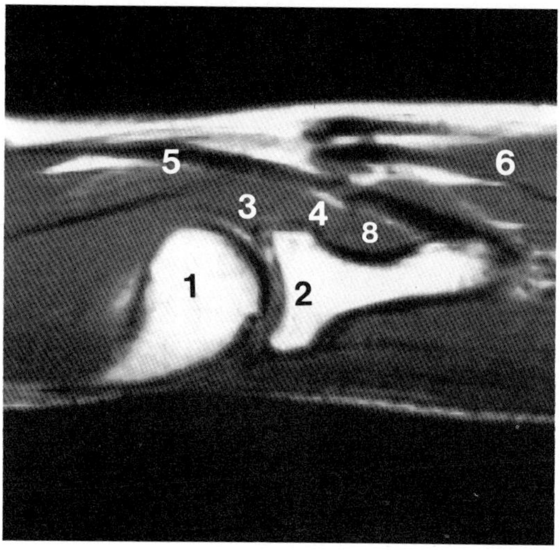

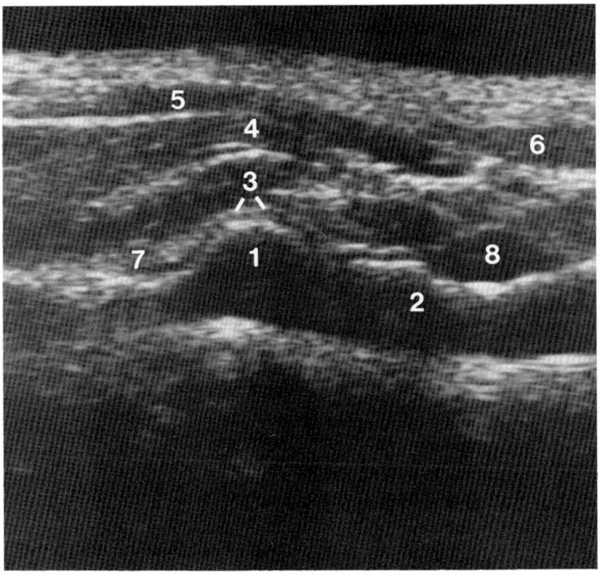

1 Capitulum humeri
2 Radius
3 Gelenkkapsel
4 M. brachialis
5 M. biceps brachii
6 M. brachioradialis
7 Fossa radialis
8 M. supinator

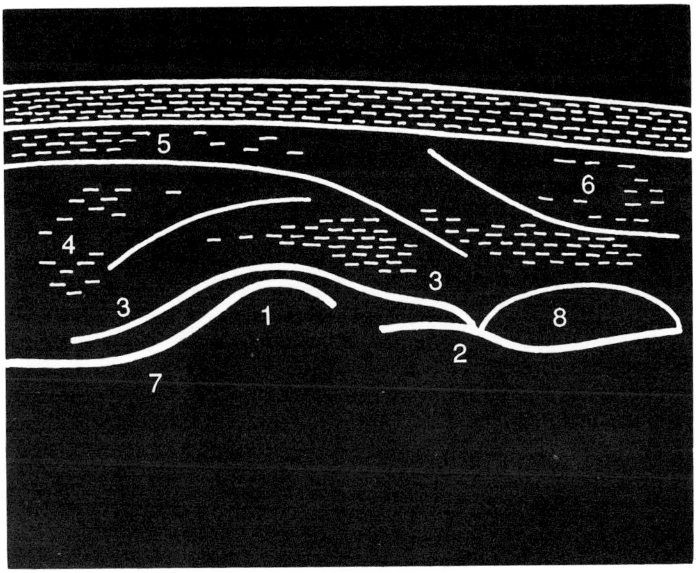

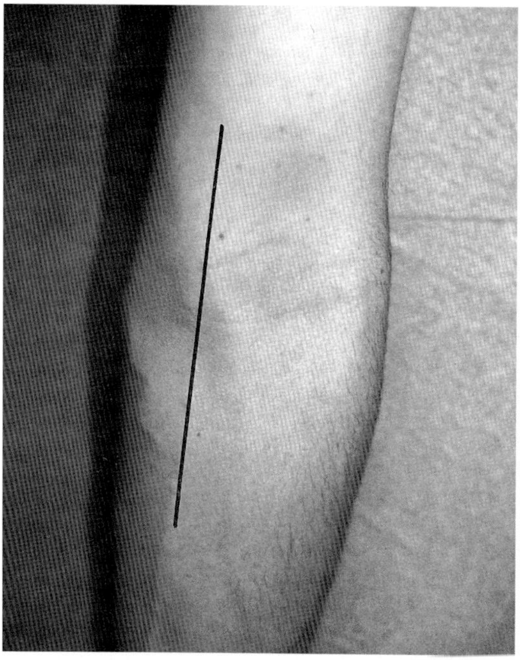

Der Längsschnitt liegt über der ulnaren Ellenbogenregion parallel zur Humerusschaftachse. Der Gelenkspalt ist aufgrund der anatomischen Form des Processus coronoideus häufig schwierig einzustellen.

Knöcherne Orientierungspunkte:

Humerusschaft – Fossa coronoidea (tiefer ausgeprägt als die Fossa radialis) – Processus coronoideus – Ulnaschaft.

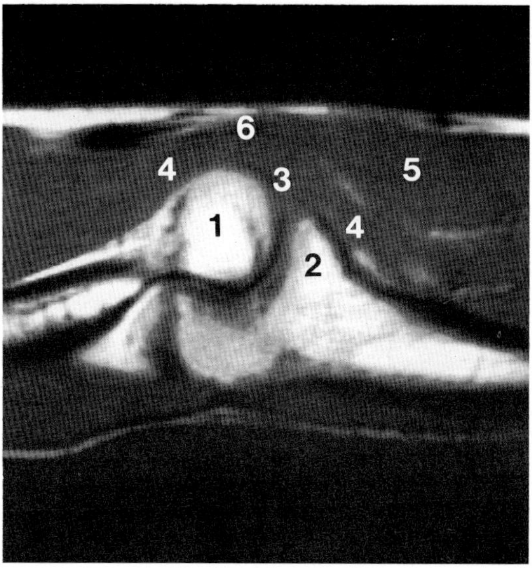

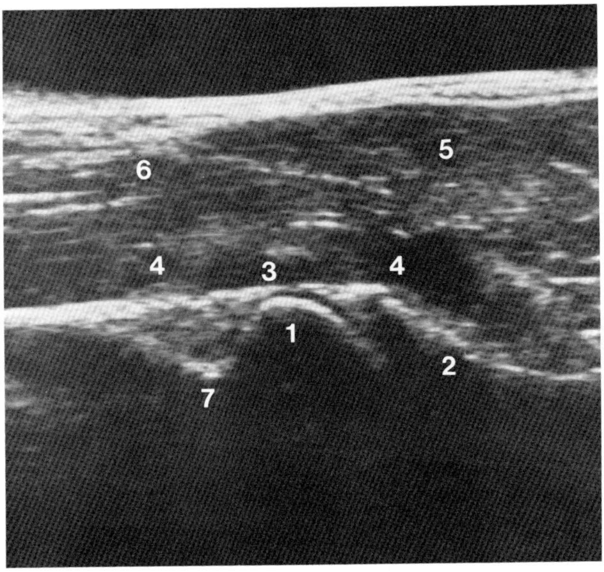

1 Trochlea humeri
2 Processus coronoideus ulnae
3 Gelenkkapsel
4 M. brachialis
5 M. pronator teres
6 M. biceps bachii
7 Fossa coronoidea

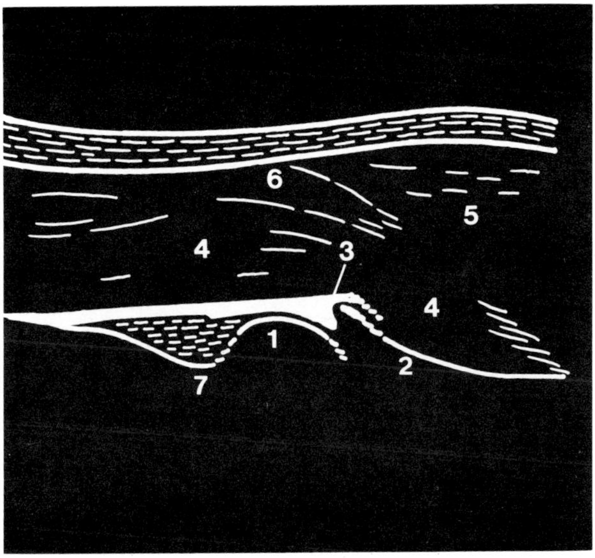

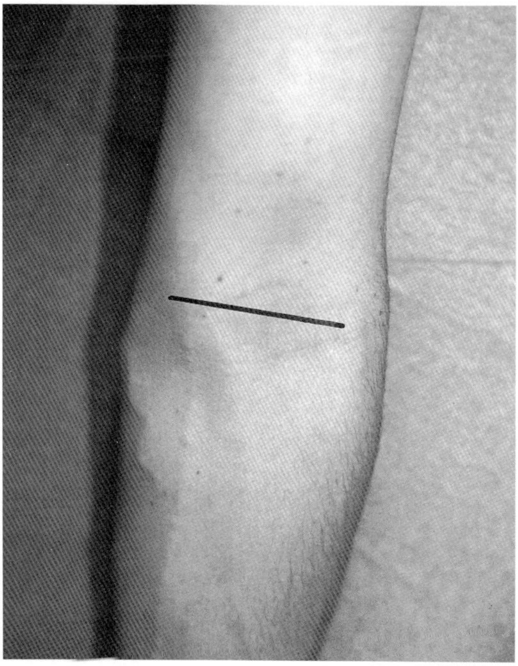

Bei Einstellung des Horizontalschnittes gleitet der Schallkopf vom proximalen Humerusschaft nach distal bis das Bild der sog. „geschweiften Klammer" entsteht.

Knöcherne Orientierungspunkte:

Mediale Kondyle – Trochlea humeri – Capitulum humeri – Laterale Epikondyle („geschweifte Klammer").

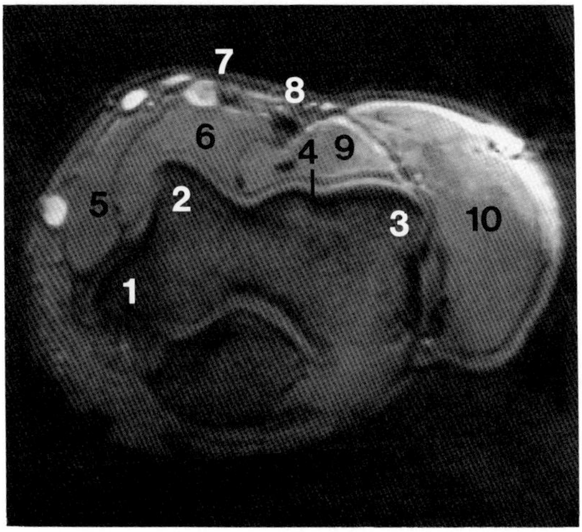

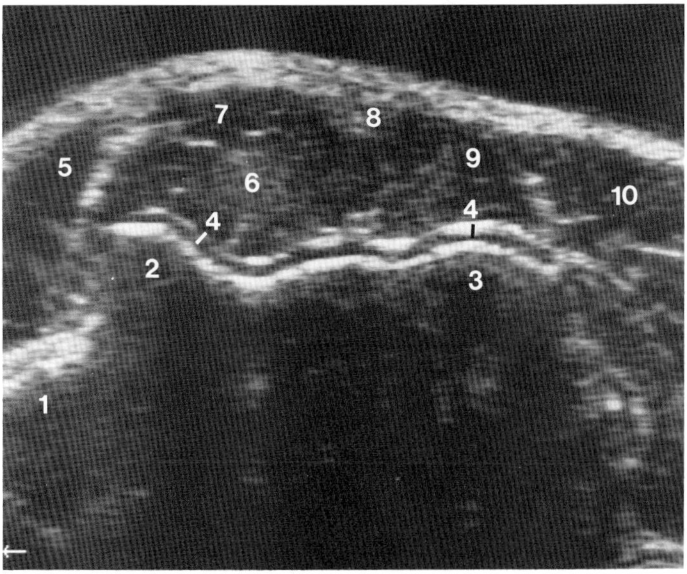

1 Medialer Epikondylus
2 Trochlea humeri
3 Capitulum humeri
4 Gelenkkapsel
5 M. pronator teres
6 M. brachialis
7 Gefäßnervenbündel
8 Bizepssehne
9 M. brachioradialis
10 Mm. extensores carpi radialis longus et brevis

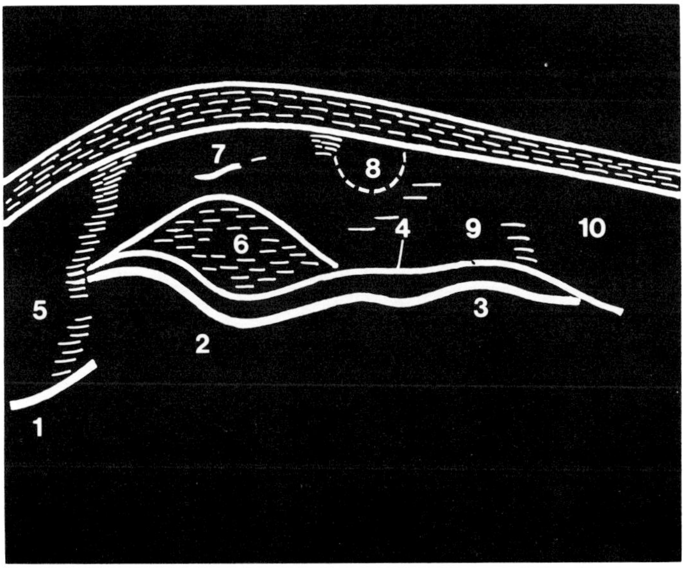

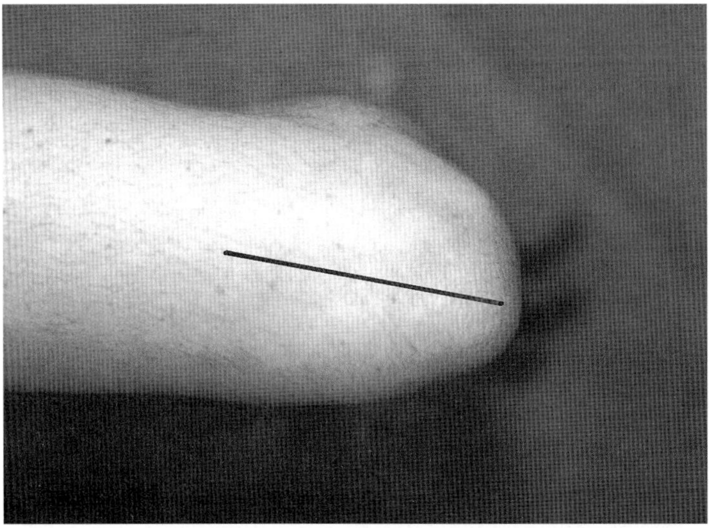

Der dorsale Längsschnitt wird bei gebeugtem Ellenbogen eingestellt. Die Schnittführung verläuft parallel zur Humerusschaftachse und reicht distal bis zur Olekranonspitze. Als praktisch erweist es sich, die Olekranonspitze mit 2 Fingern zu umklammern und den Schallkopf dazwischen im Verlauf des Humerusschaftes zu positionieren. (Die kernspintomographischen Bilder wurden im Gegensatz zur sonographischen Untersuchung aus untersuchungstechnischen Gründen bei gestrecktem Ellenbogen durchgeführt.)

Knöcherne Orientierungspunkte:

Humerusschaft – Fossa olecrani – Olekranonspitze.

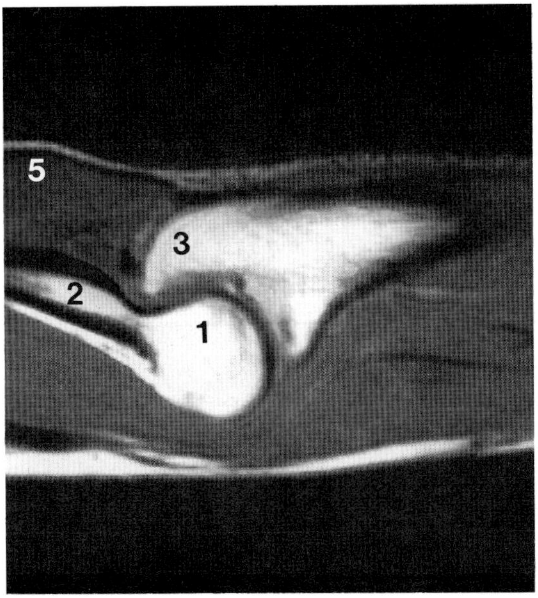

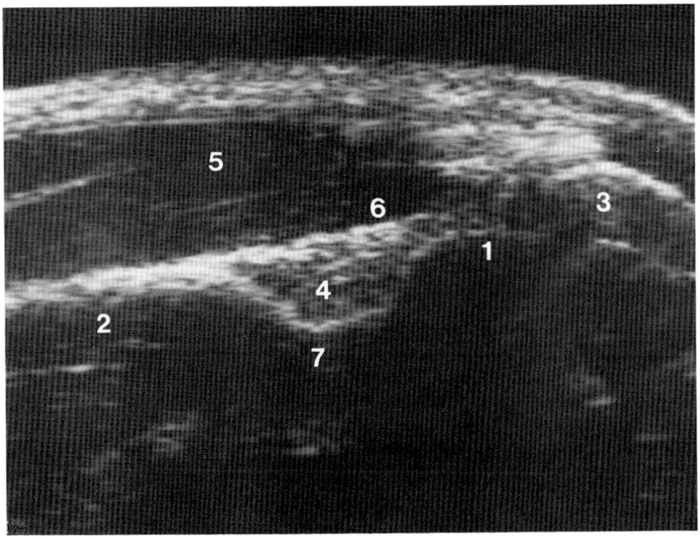

1 Trochlea humeri
2 Humerus
3 Olekranon
4 Fettgewebe
5 M. triceps brachii
6 Gelenkkapsel
7 Fossa olecrani

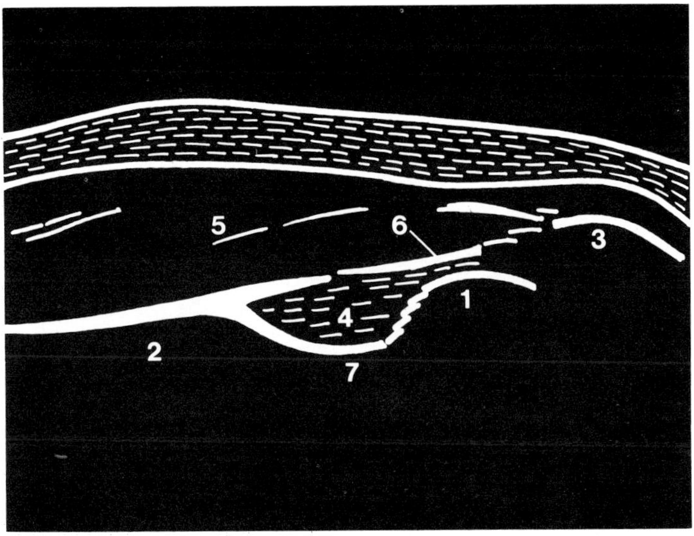

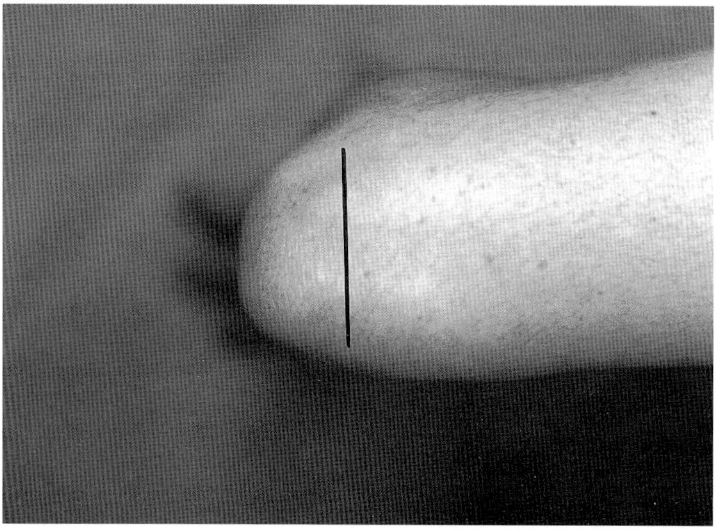

Der Querschnitt liegt über der Mitte der Fossa olecrani. Der Schallkopf gleitet von proximal nach distal bis die typische Form der Fossa olecrani erscheint. (Die kernspintomographischen Bilder wurden im Gegensatz zur sonographischen Untersuchung aus untersuchungstechnischen Gründen bei gestrecktem Ellenbogen durchgeführt.)

Knöcherne Orientierungspunkte:

Fossa olecrani.

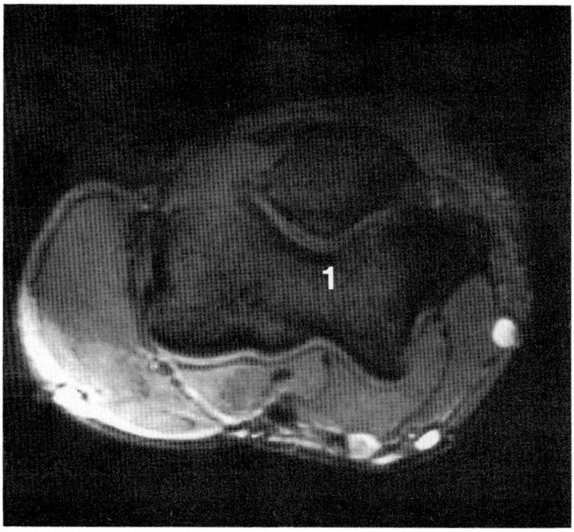

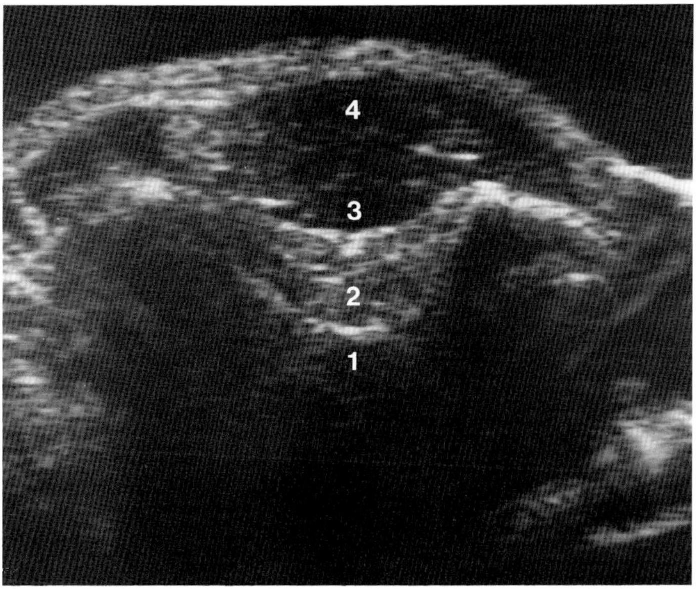

1 Fossa olecrani
2 Fettgewebe
3 Gelenkkapsel
4 M. triceps brachii

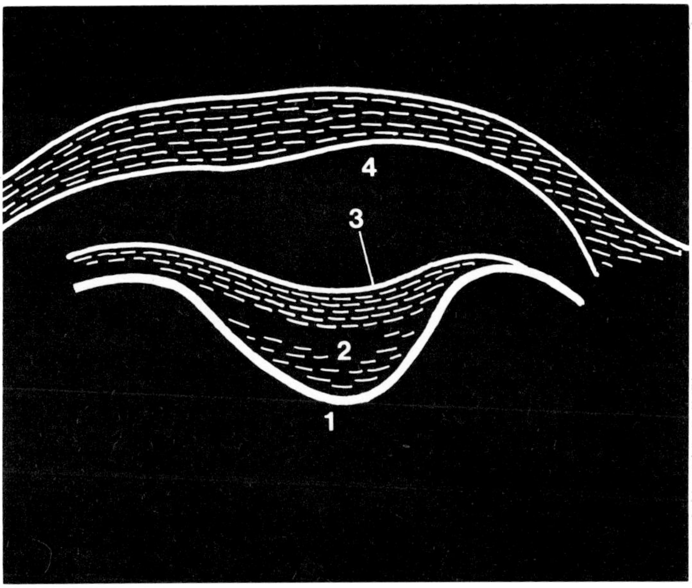

Hüfte

Untersuchungstechnik

Es empfiehlt sich die Untersuchung mit einem 5MHz-Schallkopf durchzuführen. Dem 7,5MHz-Schallkopf sind insbesondere bei adipösen Patienten aufgrund seiner Eindringtiefe untersuchungstechnische Grenzen gesetzt. Eine Vorlaufstrecke erweist sich nicht als sinnvoll. Ankoppelungsprobleme treten nicht auf, die Gelenk- u. Kapselstrukturen befinden sich durch ihre anatomische Lage bereits im Fokusbereich des Schallkopfes.

Untersuchungsgang

Der Patient liegt mit dem Rücken auf der Untersuchungsliege. Die Schnitteinstellung orientiert sich in der Mitte des Leistenbandes zwischen Spina iliaca anterior superior und Symphyse, und verläuft von hier aus auf die Region des Trochanter majors zu.

Schmerzbedingt liegen viele Patienten in einer Außenrotationsstellung. Die Einstellung der Standardposition ist in Neutralstellung erleichtert, diese sollte, wenn der Patient es schmerzbedingt zuläßt, eingenommen werden.

Dynamisch sollte die Kapsel in ihrem gesamten Bereich des Hüftkopfes/Schenkelhalses erfaßt werden. So kann ein besserer Überblick über die Erguß-/Synovitisbildung intraartikulär erreicht werden. Durch Rotation im Hüftgelenk können bei der dynamischen Untersuchung knöcherne Oberflächenveränderungen des Hüftkopfes/Schenkelhalses unter das sonographische Fenster gedreht werden.

Standarduntersuchungsebenen

- Ventraler Longitudinalschnitt
- Ventraler Querschnitt

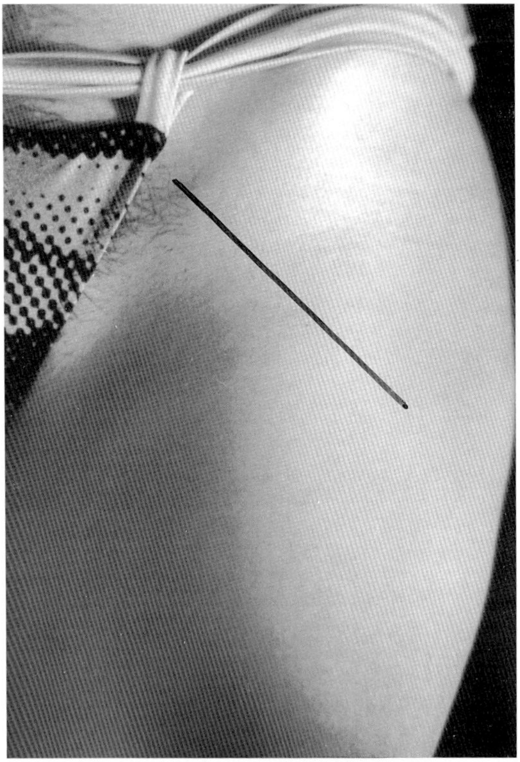

Die Schnittführung liegt über dem Verlauf des Schenkelhalses. Sie beginnt in der Mitte des Leistenbandes und verläuft nach lateral auf die Trochanter-major-Spitze zu. Die Einstellung der Schnittführung erfolgt bei der Untersuchung – wenn möglich – in Neutralstellung des Beines.

Knöcherne Orientierungspunkte:

Kranialer Pfannenrand – Hüftkopf – Schenkelhals.

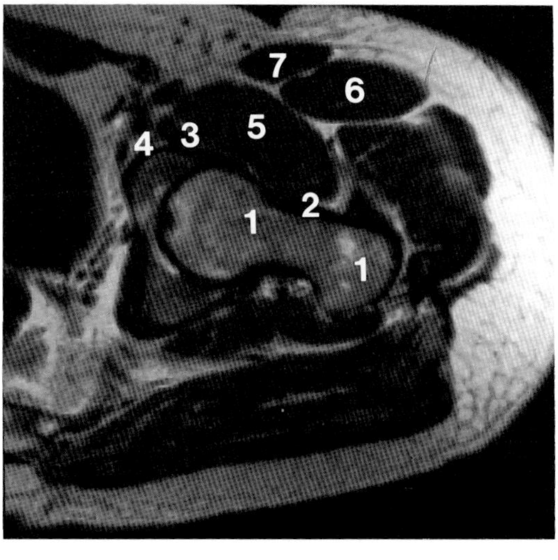

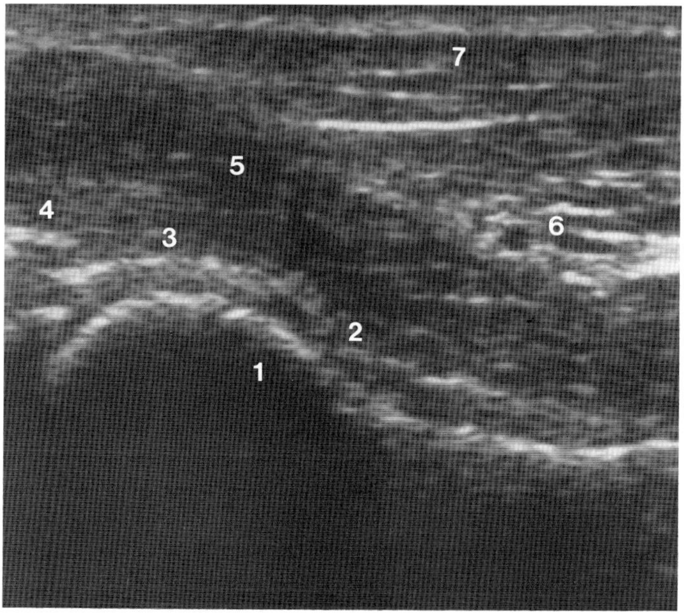

1 Hüftkopf – Schenkelhals
2 Hüftgelenkskapsel
3 Lig. iliofemorale
4 Kranialer Pfannenrand
5 M. iliopsoas
6 M. vastus lateralis
7 M. sartorius

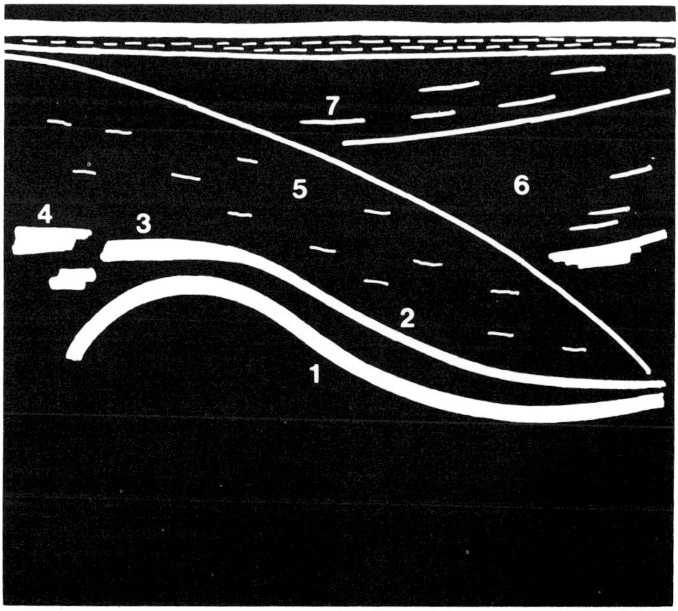

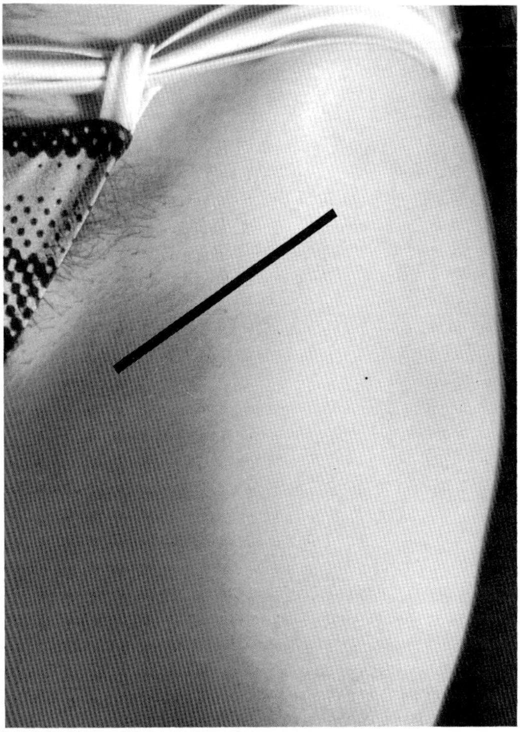

Die Querschnitte liegen senkrecht zum ventralen Longitudinalschnitt. Die Einstellung erfolgt über dem Schenkelhals, der Schallkopf wird parallel verschoben bis zur Darstellung des Hüftkopfes mit dem medial gelegenen Gefäßnervenbündel.

Knöcherne Orientierungspunkte:

Schenkelhals – Hüftkopf.

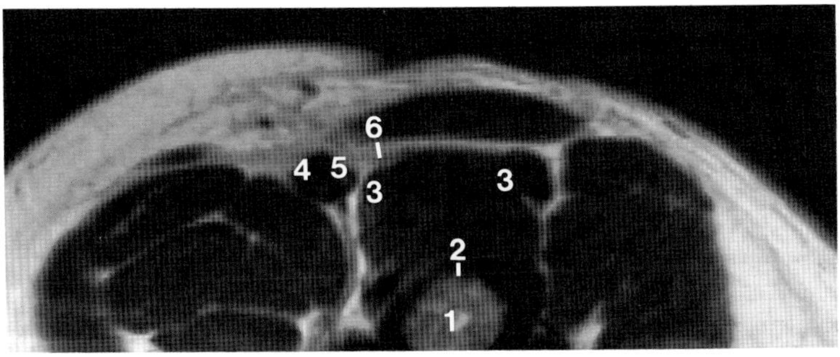

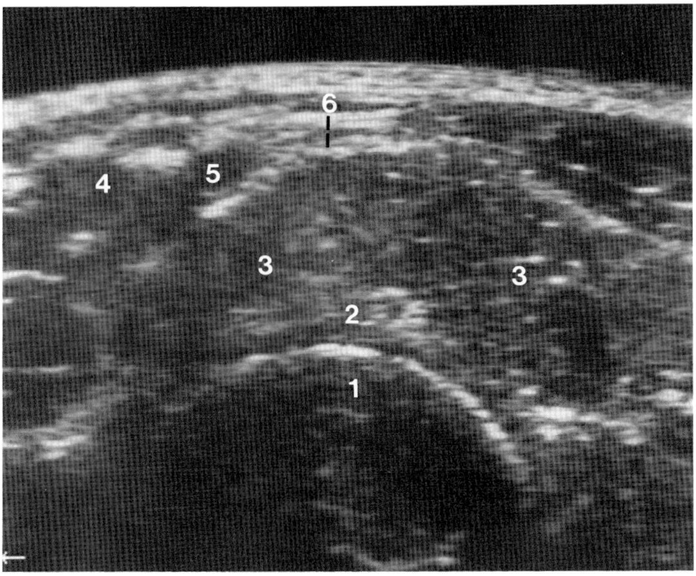

1 Hüftkopf
2 Gelenkkapsel
3 M. iliopsoas
4 V. femoralis
5 A. femoralis
6 N. femoralis

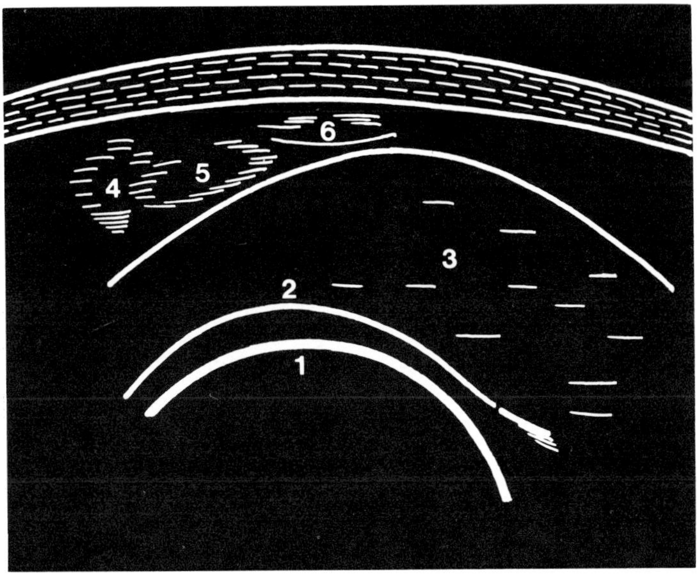

Knie

Untersuchungstechnik

Der Untersuchungsgang ist sowohl mit einem 5MHz- als auch einem 7,5MHz-Schallkopf möglich. Bei den ventralen Schnittebenen ist die Verwendung einer Vorlaufstrecke zur Ankoppelung, insbesondere im Bereich der Patella, unerläßlich. Dorsal kann die Untersuchung auch ohne Vorlaufstrecke durchgeführt werden. Ankoppelungsprobleme treten nicht auf. Der Weichteilmantel ist in der Regel ausreichend, um die Untersuchung im Fokusbereich des Schallkopfes zu gewährleisten.

Untersuchungsgang

Bei den ventralen Schnittebenen liegt der Patient auf dem Rücken. Der Schallkopf gleitet dynamisch – ohne Absetzen – von einer Standardebene zur nächsten. Das Knie wechselt hierbei von der Streck- zur Beugestellung in Abhängigkeit von der durchgeführten Schnittebene.

Wichtig ist der dynamische Untersuchungsgang in den einzelnen Standardpositionen bei angespanntem und entspanntem M. quadriceps femoris. Hierdurch wird auch die Differenzierung der einzelnen Strukturen/pathologischen Befunde erleichtert.

Beim dorsalen Untersuchungsgang liegt der Patient auf dem Bauch. Der Schallkopf gleitet dynamisch vom medialen über den medianen bis zum lateralen Längsschnitt. So kann das dorsale Kompartiment flächendeckend erfaßt werden. Gleiches gilt für die dorsale Querschnittführung von proximal nach distal.

Schnittebenen zur Untersuchung der Meniski und Kreuzbänder sind noch nicht ausreichend standardisiert, so daß sie in den Routineuntersuchungsgang nicht aufgenommen werden. Der Ansatz des vorderen Kreuzbandes kann durch leichte Kippung des Schallkopfes im dorsalen Querschnitt leicht eingestellt werden. Dynamische Bandprüfungen (Lachmann-Test) sind z. B. im infrapatellaren Längsschnitt möglich.

Standarduntersuchungsebenen

- Suprapatellarer Längsschnitt
- Suprapatellarer Querschnitt
- Parapatellarer Querschnitt
- Infrapatellarer Längsschnitt
- Dorsaler medialer Längsschnitt
- Dorsaler medianer Längsschnitt
- Dorsaler lateraler Längsschnitt
- Dorsaler Querschnitt

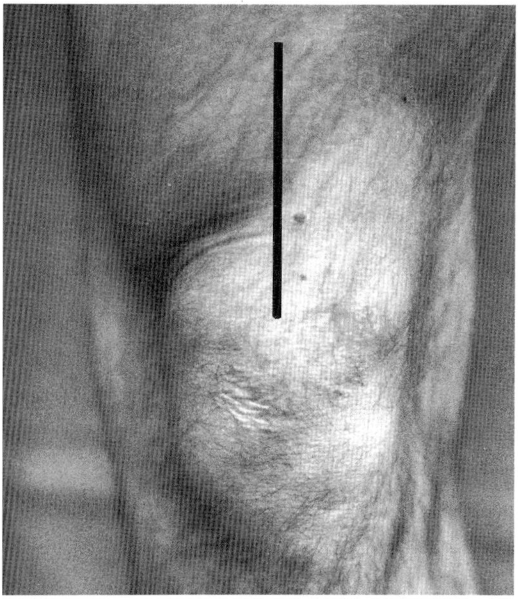

Der Längsschnitt liegt kranial der Patella. Die Schnittführung verläuft über dem Faserverlauf der Quadrizepssehne. Die Patella bietet eine gute Orientierungshilfe zum Einstellen der Schnittebene. Sie wird mit dem Daumen und Zeigefinger gefaßt. Der Schallkopf wird dazwischen positioniert. Die Quadrizepssehne kann im Ultraschallbild durch die dreieckförmige Gestalt des parapatellaren Fettgewebes (3) von den umgebenen Weichteilstrukturen differenziert werden. Die Untersuchung kann sowohl in Beuge- als auch Streckstellung des Kniegelenks, bei angespanntem und entspanntem M. quadriceps femoris, durchgeführt werden.

Knöcherne Orientierungspunkte:

Femurschaftachse – Patella.

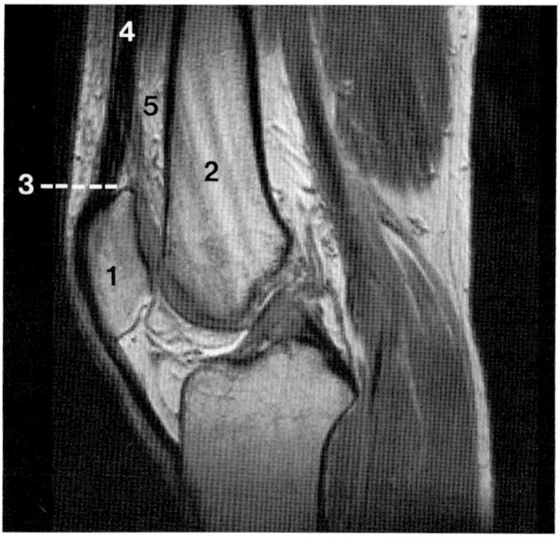

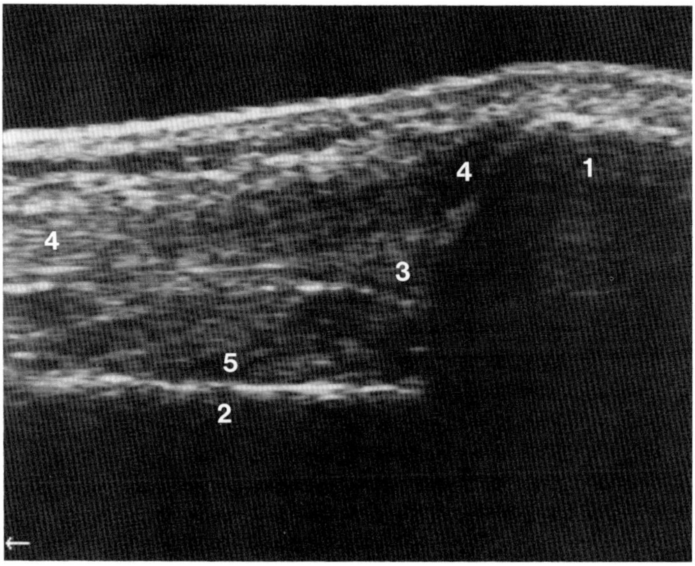

1 Patella
2 Femur
3 Parapatellares Fettgewebe
4 Quadrizepssehne
5 Fettgewebe

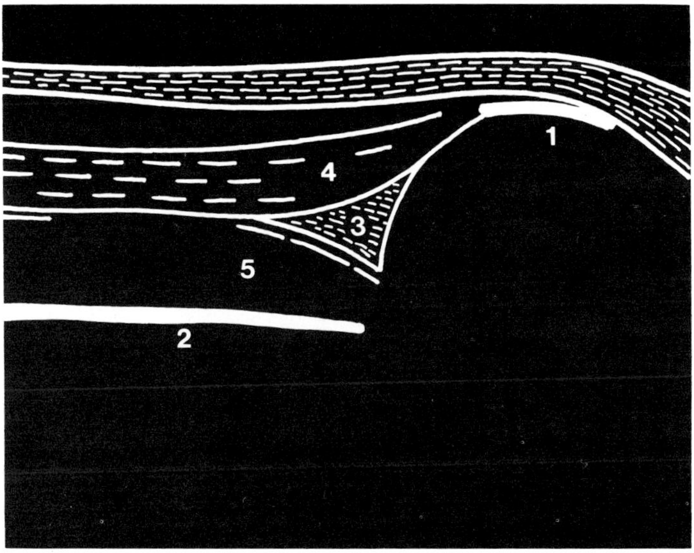

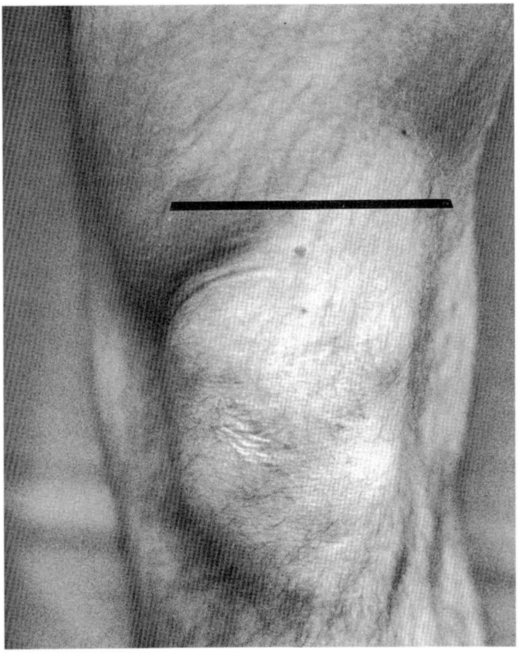

Der Querschnitt liegt oberhalb der Patella senkrecht zum Gleitlager der Femurkondylen. Das Kniegelenk wird zur Untersuchung ca. 70° flektiert. Der Schallkopf wird proximal senkrecht zur Femurschaftachse aufgesetzt und gleitet nach distal bis zum Erreichen der Schnittebene. Die kernspintomographische Untersuchung mußte aus technischen Gründen in Streckstellung des Knies durchgeführt werden und zeigt deshalb statt der Quadrizepssehne die Patella.

Knöcherne Orientierungspunkte:

Ventraler/medialer und lateraler Femurkondylus.

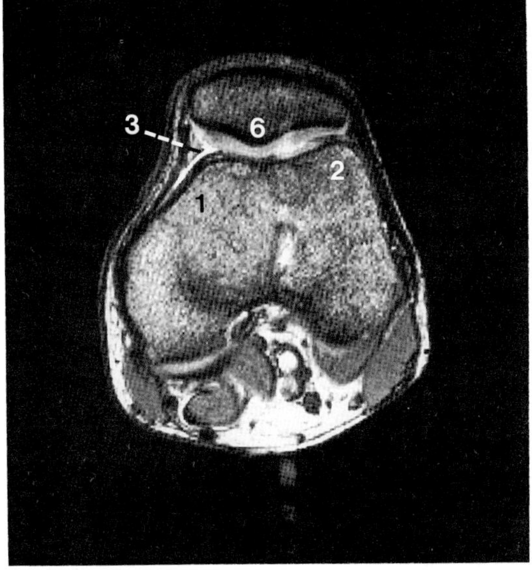

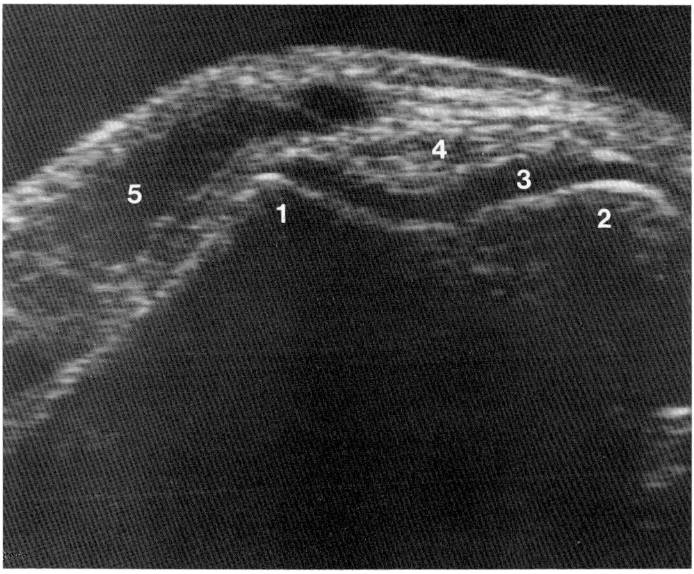

1 Medialer Femurkondylus
2 Lateraler Femurkondylus
3 Knorpel
4 Quadrizepssehne
5 M. vastus medialis
6 Patella

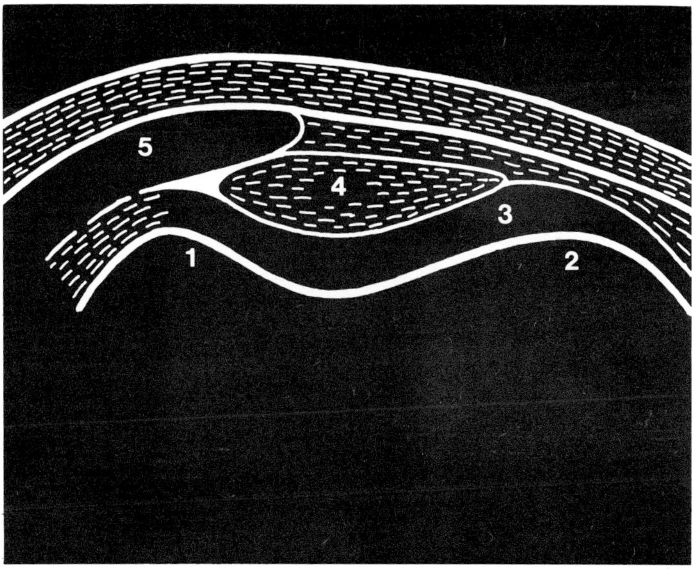

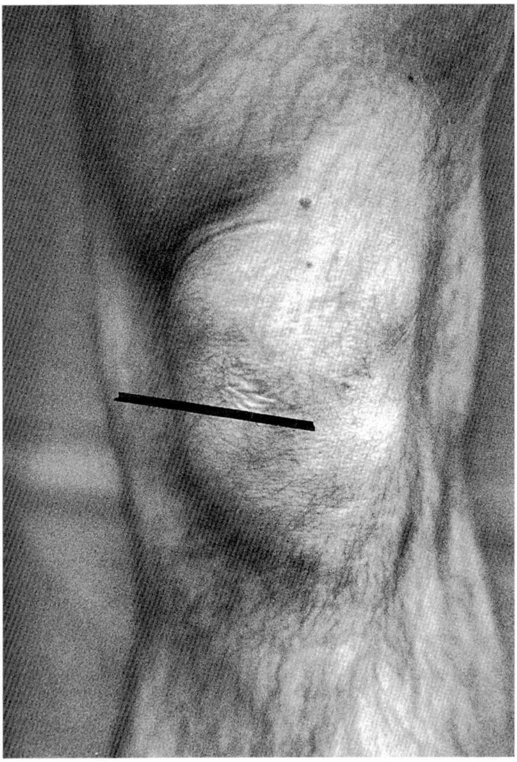

Der Querschnitt reicht von der medialen Patellafläche über den medialen Femurkondylus. Die Schnittführung steigt nach medial kranial leicht an. Die Untersuchung wird in Beugestellung (ca. 70°) des Kniegelenks durchgeführt. Bei zunehmender Beugestellung des Kniegelenks können vermehrt Anteile des medialen Femurkondylus bei der dynamischen Untersuchung dargestellt werden.

Knöcherne Orientierungspunkte:

Medialer Femurkondylus – Patella.

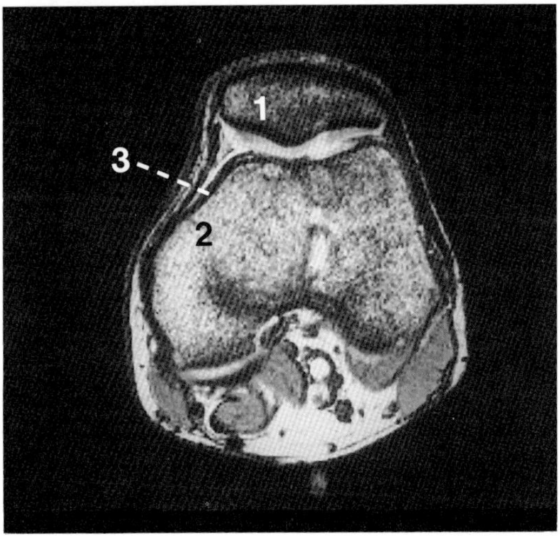

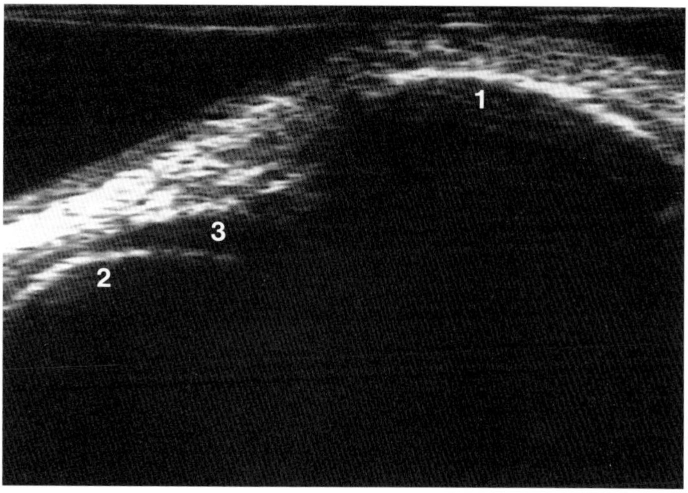

1 Patella
2 Medialer Femurkondylus
3 Knorpel

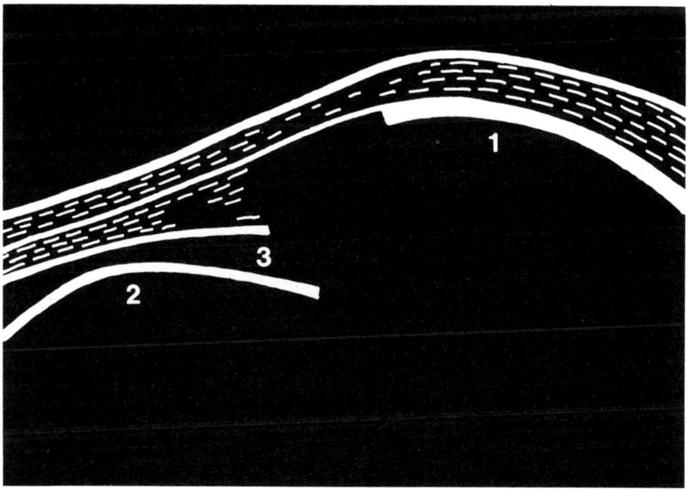

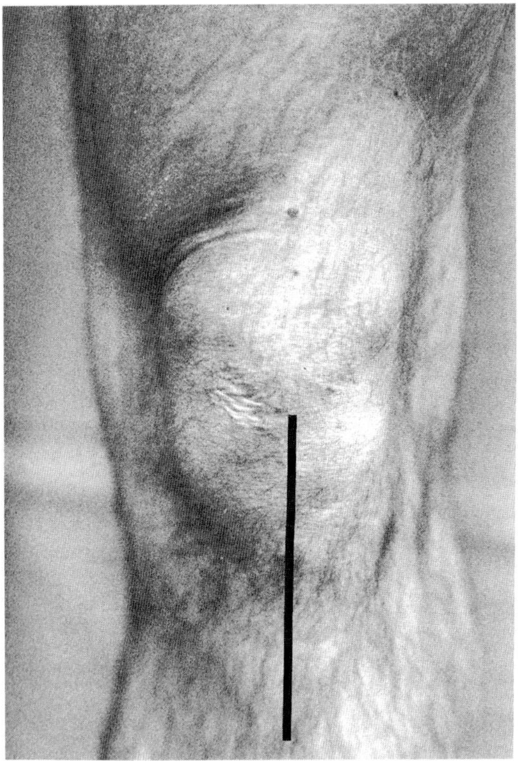

Der Längsschnitt liegt über dem Verlauf des Lig. patellae. Zur Einstellung empfiehlt es sich, die Patella zwischen 2 Fingern zu fixieren und den Schallkopf dazwischen zu positionieren. Die Untersuchung wird in Streckstellung des Kniegelenks durchgeführt.

Knöcherne Orientierungspunkte:

Kaudaler Patellapol – Tibia.

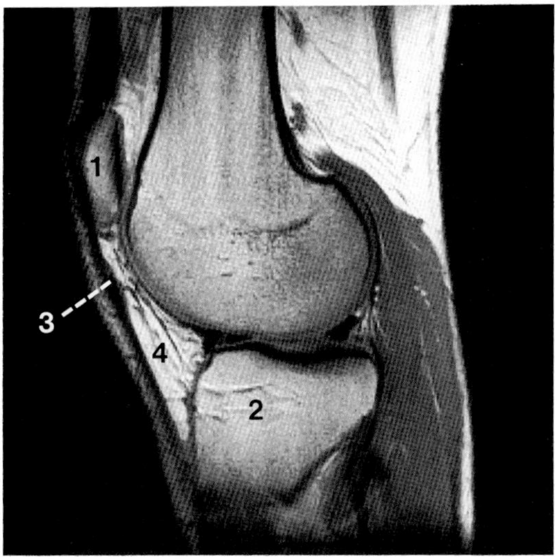

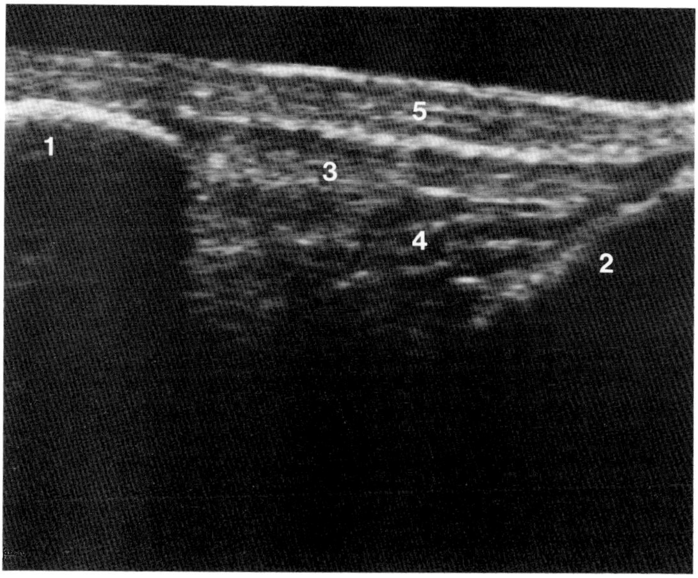

1 Patella
2 Tibia
3 Lig. patellae
4 Hoffa-Fettkörper
5 Subcutis

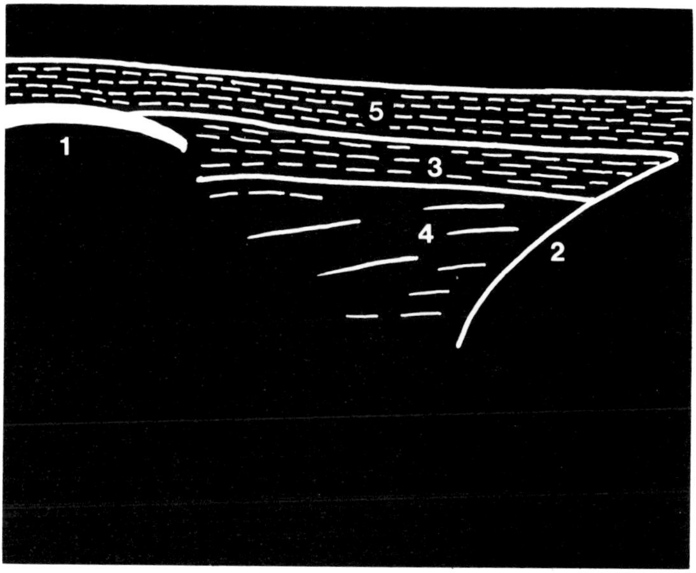

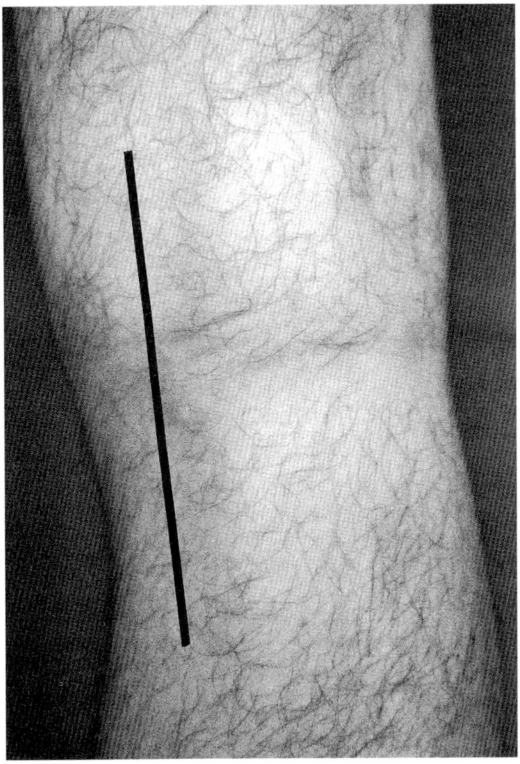

Die dorsale Schnittführung liegt über dem medialen Anteil der Regio poplitea, über der medialen Femurkondyle, senkrecht zur Gelenkfläche.

Knöcherne Orientierungspunkte:

Medialer Femurkondylus – Tibia.

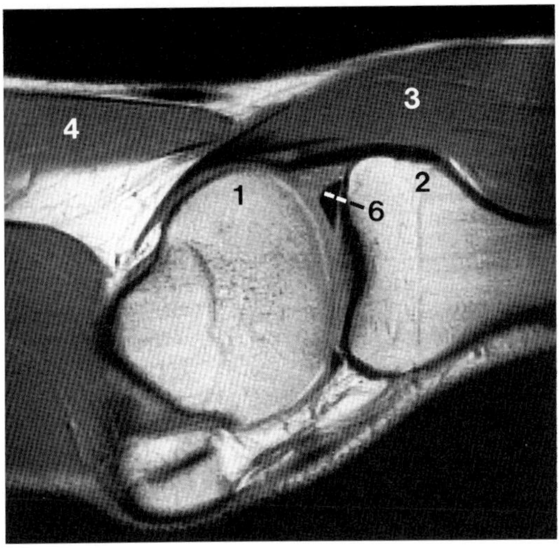

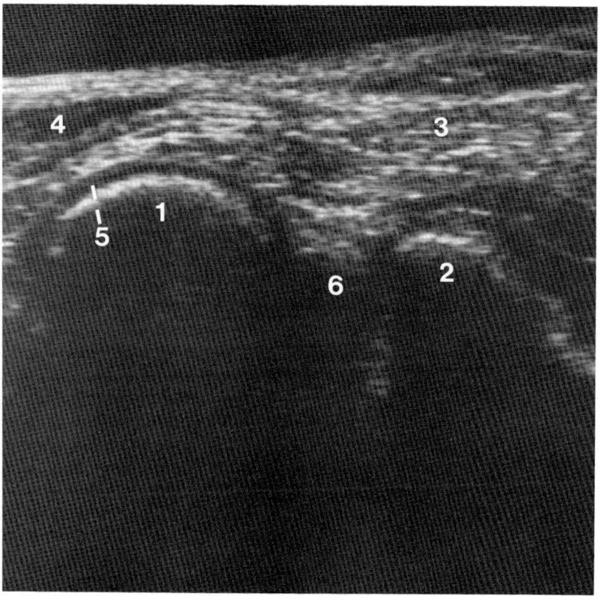

1 Femurkondylus
2 Tibia
3 Caput mediale m. gastrocnemii
4 M. semimembranosus/M. sartorius
5 Knorpel
6 Meniskus

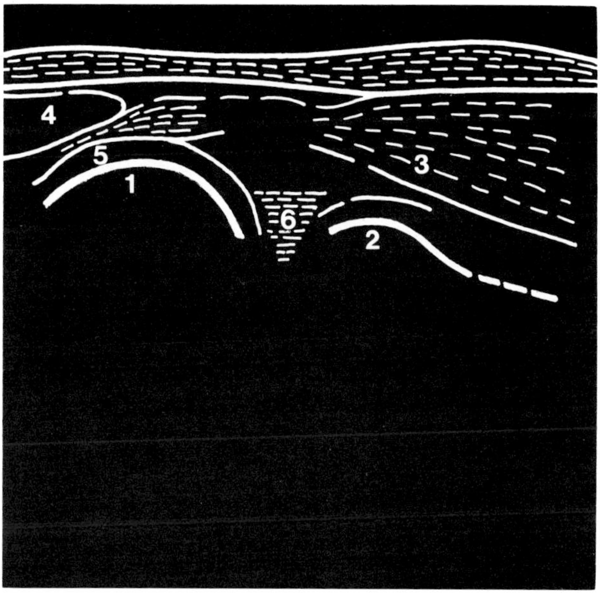

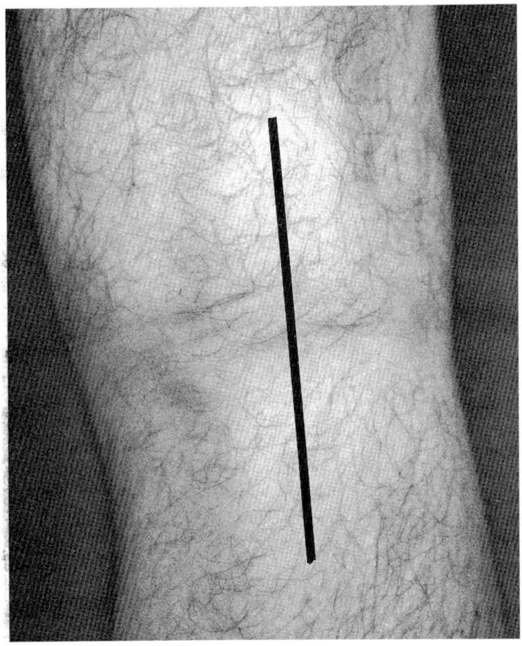

Der Schallkopf wird vom medialen dorsalen Schnitt parallel bis zum Erreichen des Medianschnittes verschoben. Der dorsale mediane Längsschnitt liegt senkrecht zur Gelenkfläche in Höhe der Area interkondylaris. In dieser Schnittebene kann die A. poplitea aufgezeigt werden. Die V. poplitea stellt sich bei Kompression der Wade dar.

Knöcherne Orientierungspunkte:

Femur (Area intercondylaris) – Tibia.

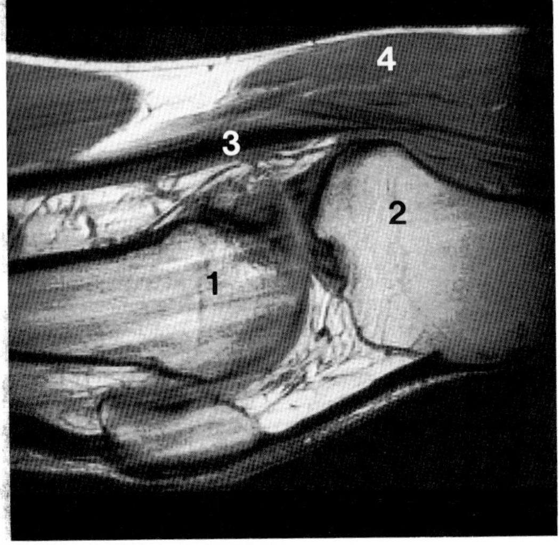

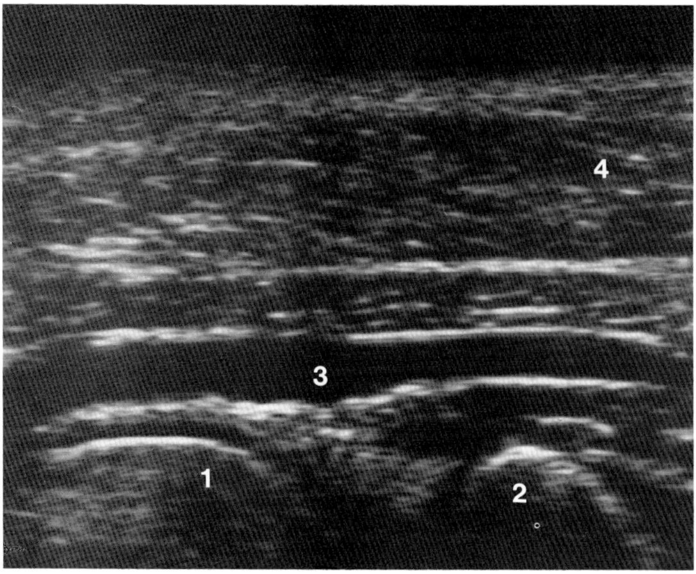

1 Femur
2 Tibia
3 A. femoralis
4 Caput mediale m. gastrocnemii

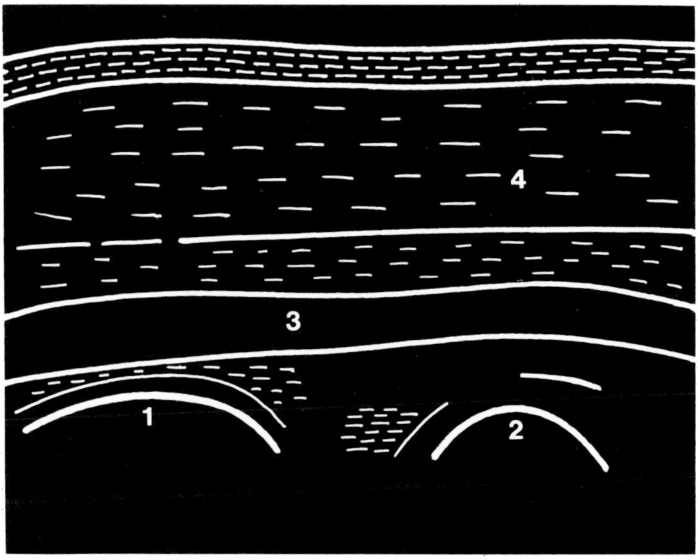

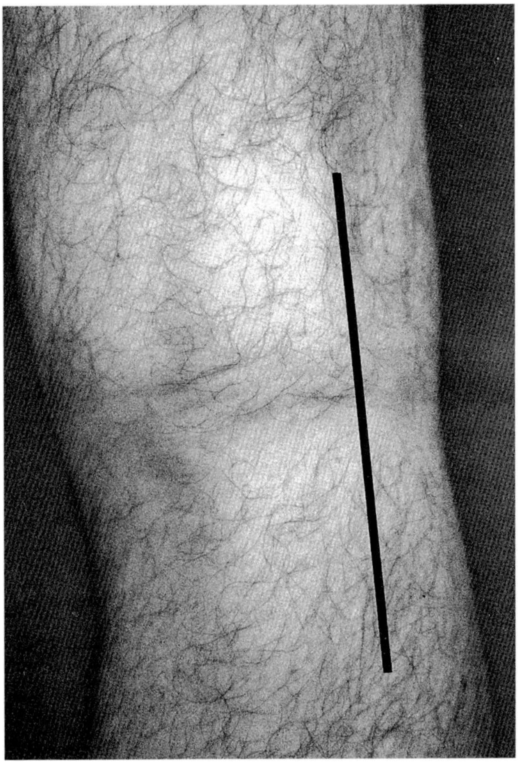

Durch Parallelgleiten des Schallkopfes vom Medianschnitt nach lateral wird der dorsale laterale Längsschnitt erreicht; er verläuft über der lateralen Regio poplitea senkrecht zur Gelenkachse.

Knöcherne Orientierungspunkte:

Femur – Tibia.

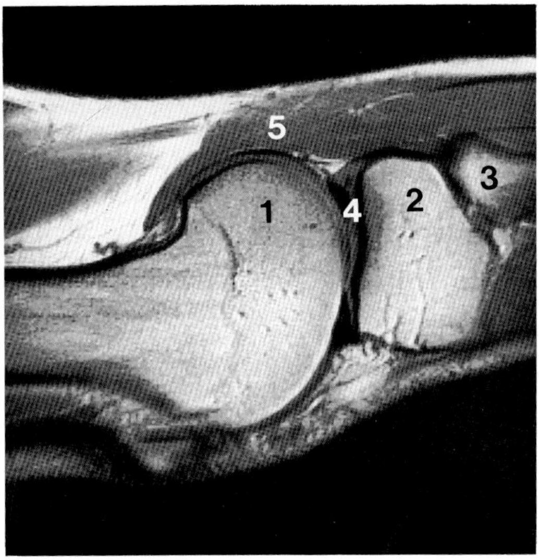

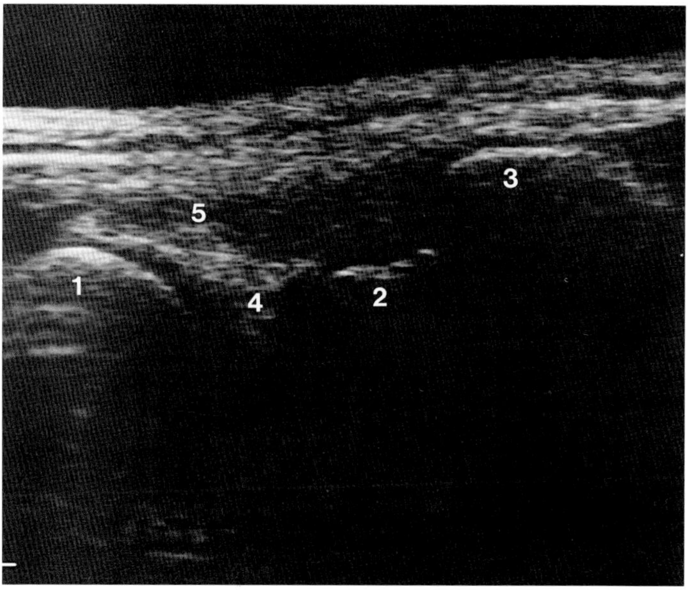

1 Femur
2 Tibia
3 Fibulaköpfchen
4 Meniskus
5 Caput laterale m. gastrocnemii

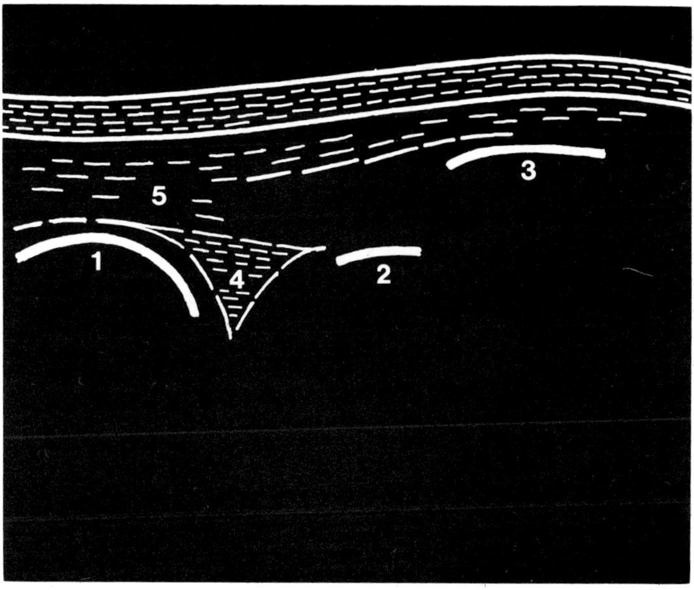

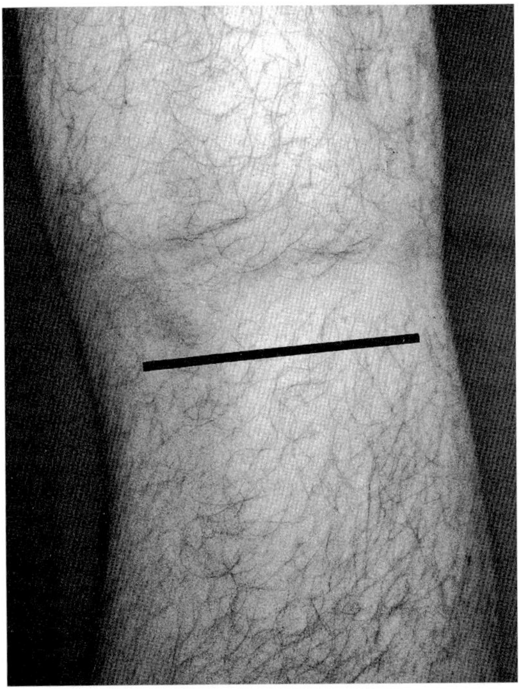

Der dorsale Querschnitt ist über dem Femurkondylus gelegen direkt über dem Gelenkspalt. Der Verlauf der Schnittebene ist parallel zur Kniegelenksebene. Die Einstellung der Untersuchungsebene beginnt proximal über dem Femurschaft; der Schallkopf wird dann parallel zur Kniegelenksebene bis zum Erreichen der Schnittebene nach distal verschoben.

Knöcherne Orientierungspunkte:

Dorsaler medialer Femurkondylus – lateraler Femurkondylus.

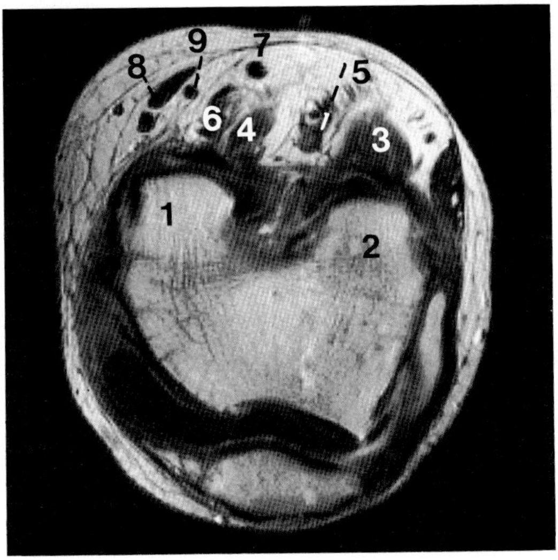

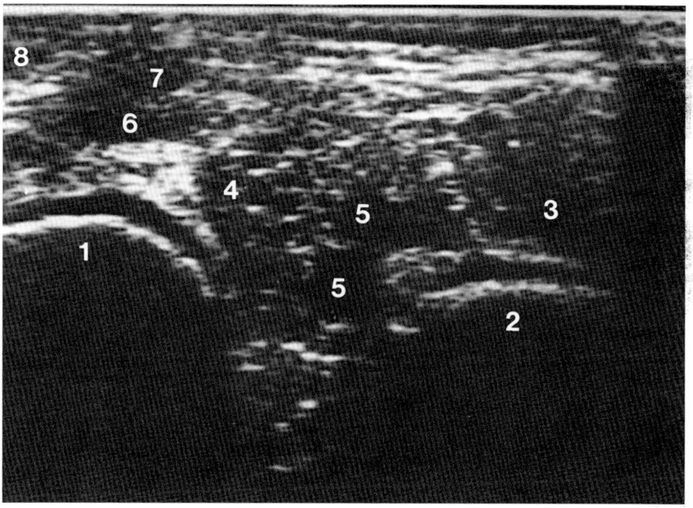

1 Medialer Femurkondylus
2 Lateraler Femurkondylus
3 Caput laterale m. gastrocnemii
4 Caput mediale m. gastrocnemii
5 Gefäßnervenbündel
6 M. semimembranosus
7 M. semitendinosus
8 M. sartorius
9 Grazilissehne

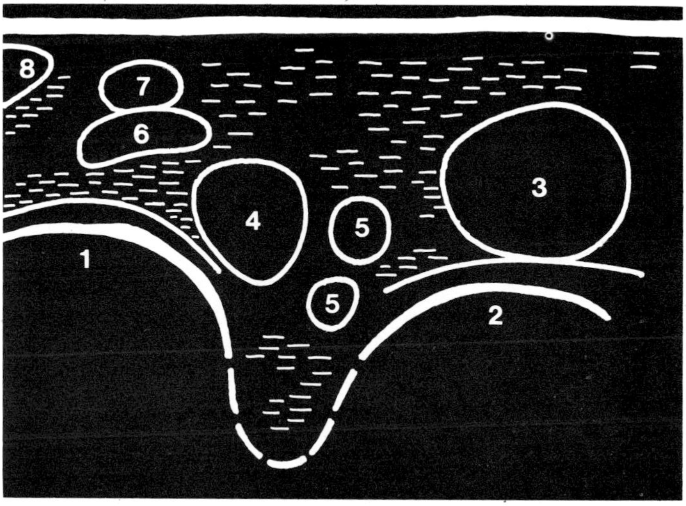

Achillessehne/Sprunggelenk

Untersuchungstechnik

Zur Untersuchung können sowohl der 5MHz- als auch der 7,5MHz-Schallkopf benutzt werden. Das Auflösungsvermögen des 7,5MHz-Schallkopfes wirkt sich insbesondere bei der Beurteilung der Achillessehne als sehr positiv aus. Die Verwendung einer Vorlaufstrecke ist zur besseren Ankoppelung notwendig.

Untersuchungsgang

Der Patient befindet sich in Bauchlage auf einer Untersuchungsliege. Das gesamte obere Sprunggelenk hängt über den hinteren Rand der Liege, so daß alle Bewegungen im oberen Sprunggelenk frei durchgeführt werden können. Der Untersucher sitzt am Fußende hinter dem Patienten. Der Schallkopf wird mit 2 Händen geführt. Bei Verwendung einer Wasservorlaufstrecke kann diese durch Druck von Kleinfinger und Daumen beider Hände komprimiert werden. So wird die Vorlaufstrecke erhöht und die oberflächliche Achillessehne besser in den Fokusbereich des Schallkopfes gerückt.

Besonders wichtig ist die dynamische Untersuchung der Achillessehne mit Dorsalextension/Plantarflexion im oberen Sprunggelenk. So können pathologische Veränderungen besser erkannt und differenziert werden.

Standarduntersuchungsebenen

- Dorsaler Längsschnitt
- Dorsaler Querschnitt

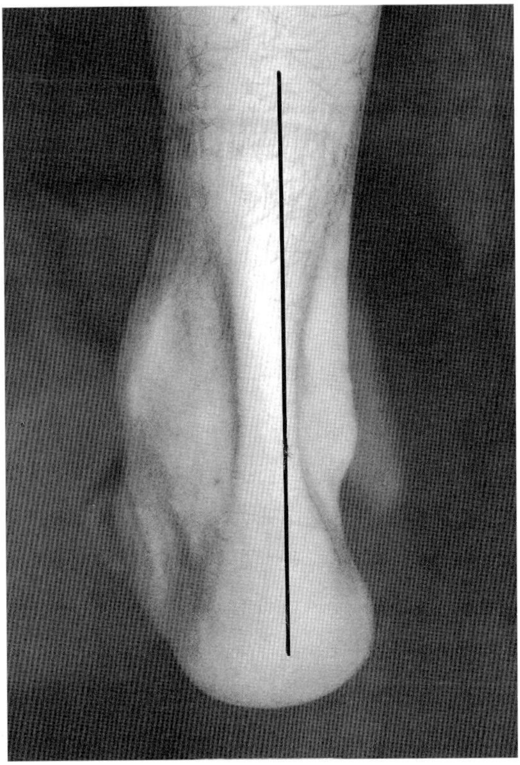

Der dorsale Längsschnitt verläuft über dem Faserverlauf der Achillessehne. Der Kalkaneus wird distal zwischen 2 Fingern gefaßt. Der Schallkopf wird dazwischen positioniert.

Knöcherne Orientierungspunkte:

Tibia – Talusrolle – Kalkaneus.

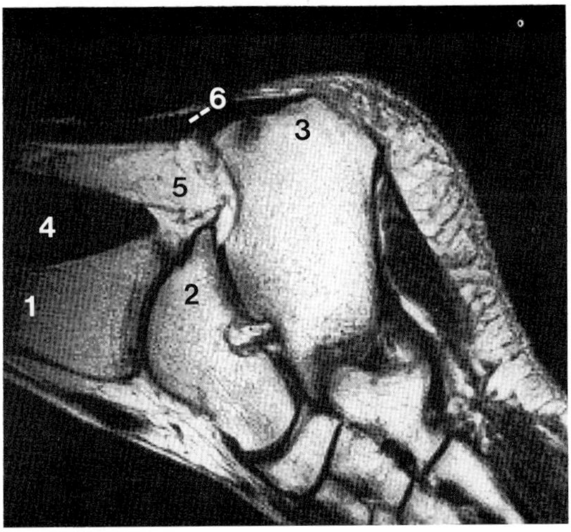

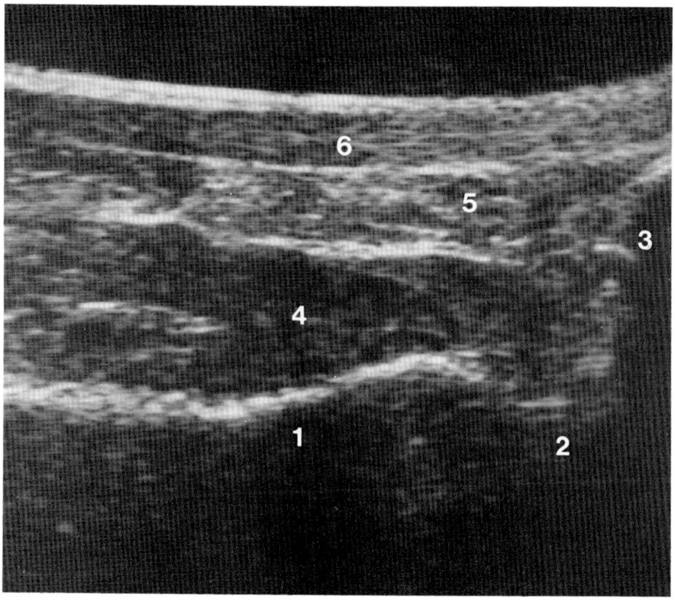

1 Tibia
2 Talusrolle
3 Kalkaneus
4 M. flexor hallucis longus
5 Kargersches Dreieck
6 Achillessehne

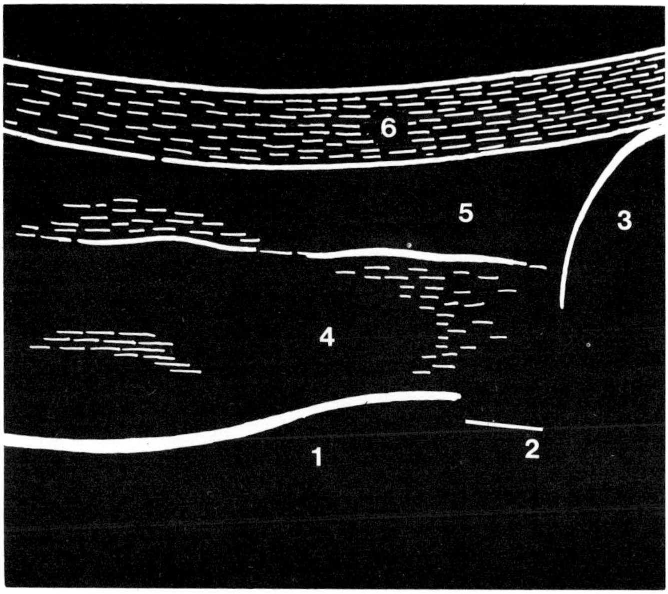

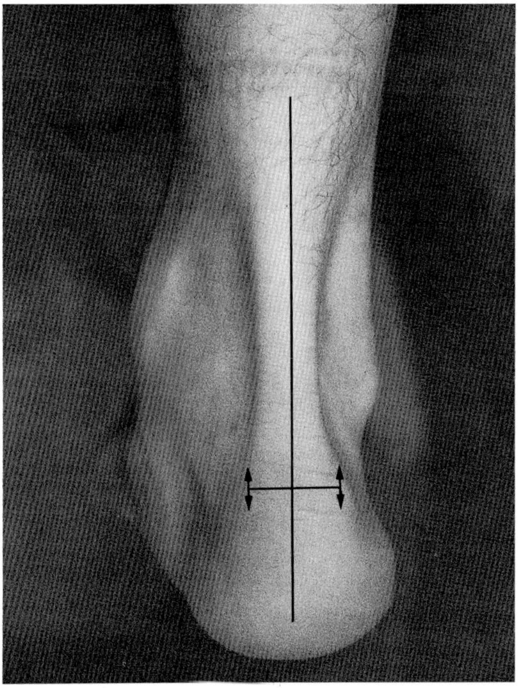

Der dorsale Querschnitt wird senkrecht zum Längsschnitt durchgeführt. Er kann über dem gesamten Verlauf der Achillessehne eingesetzt werden. Er dient vor allem zur Dokumentation pathologischer Befunde in der zweiten Ebene.

Knöcherne Orientierungspunkte:

Tibia.

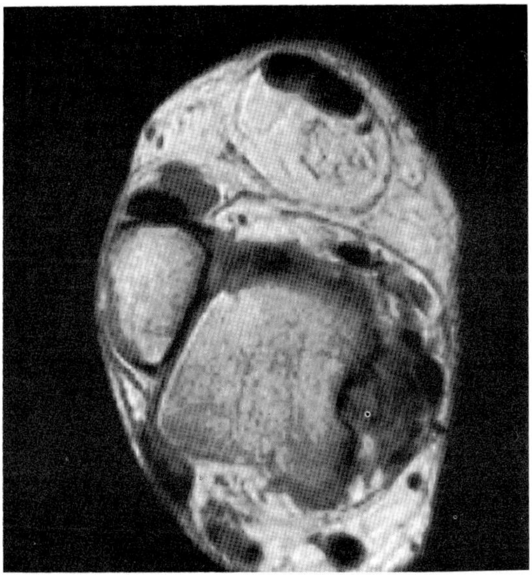

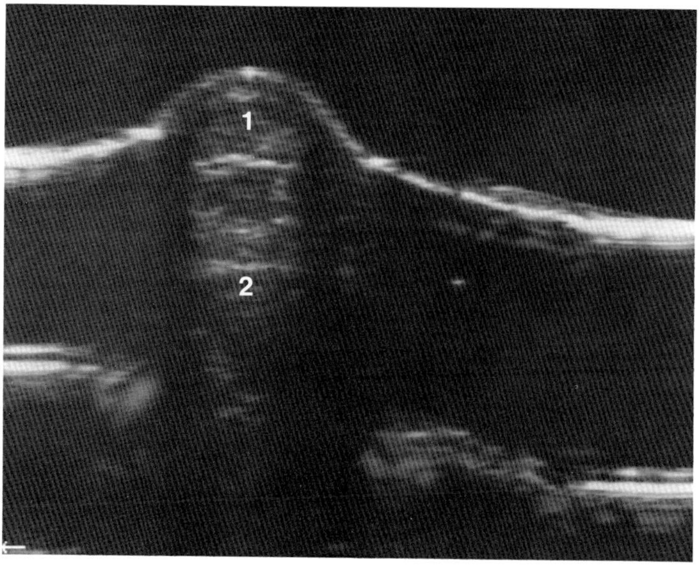

1 Achillessehne
2 Tibia

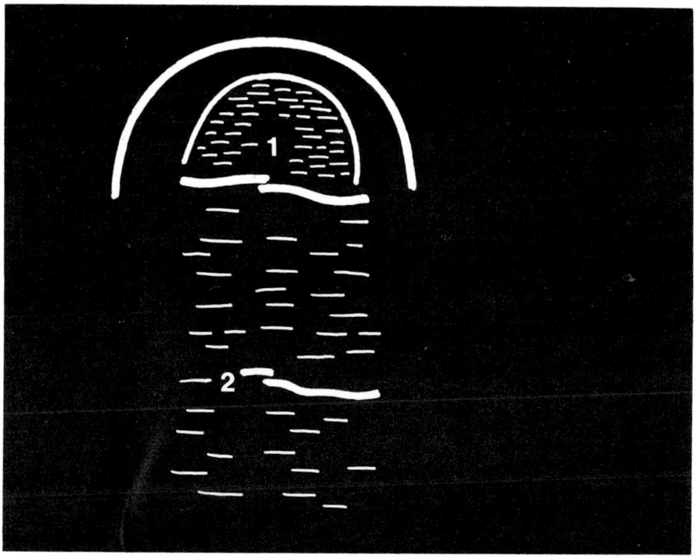